解读

IWGDF 糖尿病足病 预防和治疗指南

王江宁　高　磊　◎著

科学技术文献出版社
SCIENTIFIC AND TECHNICAL DOCUMENTATION PRESS
·北京·

图书在版编目（CIP）数据

解读 IWGDF 糖尿病足病预防和治疗指南/王江宁，高磊著. —北京：科学技术文献出版社，2019.9（2021.8重印）

ISBN 978-7-5189-5924-2

Ⅰ.①解⋯　Ⅱ.①王⋯②高⋯　Ⅲ.①糖尿病足—防治—指南　Ⅳ.①R587.2-62

中国版本图书馆 CIP 数据核字（2019）第 176527 号

解读 IWGDF 糖尿病足病预防和治疗指南

策划编辑：胡　丹　责任编辑：胡　丹　何惠子　责任校对：文　浩　责任出版：张志平	
出　版　者	科学技术文献出版社
地　　　址	北京市复兴路 15 号　邮编 100038
编　务　部	（010）58882938，58882087（传真）
发　行　部	（010）58882868，58882870（传真）
邮　购　部	（010）58882873
官方网址	www.stdp.com.cn
发　行　者	科学技术文献出版社发行　全国各地新华书店经销
印　刷　者	北京虎彩文化传播有限公司
版　　　次	2019 年 9 月第 1 版　2021 年 8 月第 2 次印刷
开　　　本	787×1092　1/16
字　　　数	156 千
印　　　张	10.5
书　　　号	ISBN 978-7-5189-5924-2
定　　　价	58.00 元

前　言

糖尿病足病是指糖尿病患者因下肢远端神经异常和不同程度的血管病变导致的足部感染、溃疡和（或）深层组织破坏，是糖尿病最严重和治疗费用最高的慢性并发症之一，严重者可以导致截肢和死亡。在全球范围内，糖尿病足患病率超过6%；中国糖尿病足平均患病率为5.7%。在我国50岁以上糖尿病患者中，足部溃疡年新发病率为8.1%，治愈后年再发病率为31.6%。关于本病的治疗，应倡导在由注册营养师、糖尿病专家、骨科和（或）血管外科医师、造口伤口治疗师、足部矫形师及足病治疗师等组成的学科交叉的糖尿病足治疗中心，进行包括生活方式干预、血糖控制、各种外科治疗、创面管理等在内的多学科联合治疗方式。

第8届世界ISDF大会于2019年5月22日~5月25日在海牙召开，来自首都医科大学附属北京世纪坛医院王江宁教授等一行3人作为中国代表参与了本次大会。本次会议主旨是将来自世界各地不同专业的代表和各领域的专家聚集在一起，以讨论糖尿病足相关问题为焦点，为参加会议的每个代表提供相互交流的平台。会议就以下方面展开：多学科综合治疗在糖尿病性保肢中的重要性；足骨髓炎的治疗进展；夏克氏足诊断及外科治疗；肢体皮肤缺损：植皮/皮瓣修复技术；皮肤－真皮替代物；特殊治疗在软组织缺损中的应用；外固定技术的应用及进展；糖尿病性保肢的辅助治疗：石膏技术；辅助支具；假肢；减负鞋及鞋垫；数字化设备在肢体保肢中的应用；下肢创面感染的微生物学；下肢肢体解剖的基础研究：生物力学；病理生理学等；肢体创面换药的新型敷料；介入外科在肢体血管重建中的地位等。

本次会议颁布了2019《国际糖尿病足工作组糖尿病足预防和治疗指南》，该部指南包括 7 个部分，以国际糖尿病足工作组（International Working Group on the Diabetic Foot，IWGDF）实践指南开篇，遵循 GRADE 方法学，以 PICO 格式设计临床问题和关键结果，对医学文献进行系统综述，并撰写建议及其理论依据。这些建议是基于系统性综述中发现的证据质量、专家意见、受益和损害的权衡、患者偏好、可行性和适用性以及与干预相关的成本而制定的，从 6 个方面阐述了糖尿病足病的预防、分类和治疗的基本原则。本书从国际糖尿病足工作组实践指南入手，对该糖尿病足病预防和治疗指南的 6 个部分：①预防糖尿病患者足部溃疡；②糖尿病患者足部溃疡的减压干预；③足部溃疡和糖尿病患者外周动脉疾病的诊断、预后和管理；④糖尿病患者足部感染的诊断和治疗；⑤促进糖尿病患者足部溃疡愈合的干预措施；⑥糖尿病足溃疡的分类进行相关解读，并从外科医师的角度出发分析指南中存在的争议问题。

► CONTENTS

目　录

▶ 第一章

国际糖尿病足工作组实践指南解读

第1节 指 南 简 介

患有糖尿病足溃疡的糖尿病患者通常是同时具有 2 种或 2 种以上风险因素，糖尿病周围神经病变和外周动脉疾病通常起核心作用。神经病变可导致足部感觉迟钝，有时畸形，常引起足部负荷异常。

对于神经病变患者，轻微的创伤（如不合适的鞋子或急性机械或热损伤）可导致足部溃疡。保护性感觉丧失、足部畸形、关节活动受限可导致足部生物力学负荷异常。这在某些区域产生高机械应力，其反应通常是增厚的皮肤（胼胝）。胼胝继而导致足部负荷进一步增加，常伴有皮下出血，最终导致皮肤溃烂。无论溃疡的主要原因是什么，不敏感的足部持续行走都会损害溃疡的愈合（图 1 - 1）。

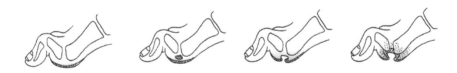

图 1 - 1 反复或过度机械应力导致溃疡发生的机制（彩图见彩插1）

通常情况下，多达 50% 的糖尿病足溃疡（diabetic foot ulcers，DFU）患者存在因动脉粥样硬化引起的外周动脉疾病（peripheral artery disease，PAD）。PAD 是伤口愈合受损和下肢截肢的重要危险因素。少数严重 PAD 患者的足部溃疡是纯缺血性的，这些患者通常很痛苦，可能会受到轻微的创伤。然而，大多数足部溃疡或是单纯的神经性病变，或是神经缺血性病变，即由神经病变和局部缺血引起的。在患有神经缺血性溃疡的患者中，尽管存在严重的踝关节缺血，但患者因神经病变可能没有症状。最近的研究表明，糖尿病微血管病（所谓的"小血管疾病"）似乎不是溃疡或伤口愈合不良的主要原因。

1. 预防足部溃疡的基础

预防足部溃疡有 5 个关键因素：①确定足部风险；②定期检查足部风险；③教育患者、家属和医疗保健专业人员；④确保常规穿上合适的鞋子；⑤治疗溃疡的风险因素。

由经过适当培训的医疗保健专业人员组成的团队应将这 5 个因素作为溃疡高危人群综合治疗的一部分（IWGDF 风险分层 3）。

1.1 高风险足的定义。 糖尿病患者没有症状并不能排除足部疾病；他们可能有无症状的神经病变、外周动脉疾病、溃疡前期体征，甚至溃疡。每年对足溃疡风险极低的糖尿病患者（IWGDF 风险为 0）进行检查，以确定他们是否有足溃疡的风险，可关注以下几点：

- 病史。既往溃疡/下肢截肢、跛行。

- 血管状态。触诊足动脉搏动。

- 保护性感觉丧失（loss of protective sensation，LOPS）。采用以下技术之一进行评估：①压力感知，Semmes - Weinstein 10g 单丝 - 震动感知；②震动感觉，128 赫兹音叉；③当单丝或音叉不可用时测试触觉，用食指尖轻触患者趾尖端 1~2 秒。

LOPS 通常由糖尿病性多发性神经病引起。如果存在，通常需要引出进一步的历史，并对其原因和后果进行进一步的检查。

1.2 定期检查有风险的足（IWGDF 风险 1 或以上）。 对于失去保护性感觉或患有外周动脉疾病（IWGDF 风险 1~3）的糖尿病患者进行更全面的检查，包括以下检查：

- 病史：询问既往溃疡/下肢截肢、终末期肾病、既往足部教育、社会隔离、难以获得医疗保健和经济限制、足部疼痛（行走或休息时）或麻木、跛行。

- 血管状态：触诊足动脉搏动。

- 皮肤：评估皮肤颜色、温度、是否存在胼胝体或水肿、溃疡前体征。

- 骨/关节：在患者躺下和站起时检查足部，检查是否存在畸形（如爪或锤趾）、异常大的骨性突起或关节活动受限。

- 评估 LOPS：如果在之前的检查中保护性感觉是完整的，需要再次评估 LOPS。

- 鞋子：不合适、不充分或缺少鞋子。

- 足部卫生不良：如趾甲修剪不当、足部未清洗、浅部真菌感染或袜子不洁。

- 可能妨碍足部自我护理的身体限制：如视力、肥胖。

- 足部护理知识。

检查足部后，使用表 1－1 所示的 IWGDF 风险分层分类系统对每例患者进行分层，以指导后续的预防性筛查频率和管理。图 1－2 显示了足部最危险的区域。筛选期间发现的任何足部溃疡均应根据下文概述的原则进行治疗。

表 1－1 IWGDF 2019 风险分层系统和相应的足部筛查频率

分级	溃疡风险	特征	频率
0	很低	无下肢保护性感觉丧失；无外周动脉疾病	1 年 1 次
1	低	下肢保护性感觉丧失；外周动脉疾病	每 6～12 个月 1 次
2	中度	下肢保护性感觉丧失＋外周动脉疾病； 下肢保护性感觉丧失＋足部畸形； 外周动脉疾病＋足部畸形	每 3～6 个月 1 次
3	高	下肢保护性感觉丧失或外周动脉疾病，并具有以下特征之一： 1. 足部溃疡病史； 2. 下肢截肢（小范围或大范围）； 3. 终末期肾病	每 1～3 个月 1 次

1.3 对患者、家庭和医疗保健专业人士进行足部护理教育。教育以结构化、组织化和重复的方式呈现，被广泛认为在糖尿病足溃疡的预防中起着重要作用。目的是提高患者的足部自我护理知识和自我保护行为，并增强其动机和技能，以促进这种行为的依从性。糖尿病患者，尤其是 IWGDF 风险为 1 或更高的糖尿病患者，应学习如何识别足部溃疡和溃疡前期体征，并在出现问题时意识到需要采取的措施。

教育者应向患者演示具体的技巧，如如何适当修剪趾甲（图 1 - 3）。医疗团队的成员应单独或在小群体中提供结构化教育。在多次课程中，最好使用混合的方法，定期进行强化。结构化教育应考虑到文化水平和性别差异，并与患者的健康素养和个人情况相一致。评估糖尿病患者（最好是家庭成员或看护人）是否理解这些信息，是否有动力采取行动并坚持建议，这些对于确保足够的自我护理技能是至关重要的。此外，提供这些指导的医疗保健专业人员应接受定期教育，以提高其护理足部溃疡高危人群的自身技能。

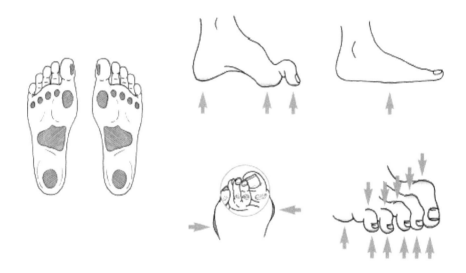

图 1-2　溃疡风险最高的足部区域（彩图见彩插 2）

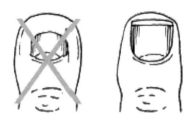

图 1-3　修剪趾甲的正确方法

教育有足部溃疡风险患者（IWGDF 风险 1 或更高）时要涵盖的项目：

● 确定患者是否能够进行足部检查。有明显视力障碍或无法看到自己足部的患者不能充分进行检查。如果患者无法进行足部检查，讨论谁可以协助该患者完成这项任务。

● 介绍足部检查的内容。需要对双足的整个表面进行日常足部检查，包括趾间区域。

● 确保患者知道何时求助医疗保健专业人士。如果测量的足部温度明显升高，或者如果已经出现水疱、切口、划伤或溃疡时，应与医疗保健专业人士联系。

● 与患者一起回顾以下做法：①避免赤足、穿着袜子不穿鞋或穿薄底拖鞋，无论是在家还是在外；②不要穿太紧、边缘粗糙或接缝不平整的鞋子；③在穿鞋之前要目视检查并手动感觉鞋子所有的内部；④穿上没有接缝的袜子/袜子（或内部接缝）；不要穿紧身袜或膝盖袜（只能由足部护理团队开具处方压缩袜），并每天更换袜子；⑤每天洗脚（水温始终低于37℃），并仔细擦干，特别是趾间；⑥不要使用任何一种加热器或热水瓶来暖脚；⑦不要使用化学试剂或膏药来去除鸡眼和胼胝；这些问题请求助合适的医疗专业人士；⑧使用润肤剂来润滑干燥的皮肤，但不要在趾间使用；⑨将趾甲直接剪断（图1-3）；⑩由医疗专业人士定期检查足部。

1.4 确保日常穿戴合适的鞋子。对于足部感觉缺失的糖尿病患者，穿不合适的鞋或赤足走路是足部创伤导致足部溃疡的主要原因。LOPS患者必须在室内和室外始终穿戴（并且可能需要获得经济帮助）并鼓励其穿上适当的鞋子。所有的鞋子都应该适应足部结构的任何变化或影响人足部的生物力学。没有LOPS或PAD（IWGDF0）的患者可以选择合适的现成鞋。患有LOPS或PAD（IWGDF1~3）的患者在选择或装配鞋子时必须格外小心，尤其是当他们同时患有足部畸形（IWGDF2）或有既往溃疡/截肢史（IWGDF3）时，这一点更为重要。

鞋的内侧长度应比足部长1~2cm，不能太紧或太松（图1-4）。内部宽度应等于跖骨指关节（或足的最宽部分）处的足部宽度，高度应为所有脚趾留出足够的空间。最好在当天晚些时候（患者可能出现足部肿胀）评估患者站立位的配合情况。如果没有现成的可容纳足部的鞋子（如由于足部畸形导致贴合不良）或如果有足部异常负重的迹象（如充血、胼胝、溃疡），建议患者配戴特殊鞋（建议和/或构造），可能包括超深度鞋、定制鞋、鞋垫或矫形器。

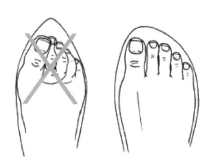

图1-4 鞋的鞋面应足够宽，以容纳足部而不会对皮肤造成过大压力

为防止足底溃疡复发，确保患者的治疗鞋在行走过程中具有已证实的足底压力缓解效果。在可能的情况下，使用适当的设备证明足底压力缓解效果。指导患者不要再穿引起溃疡的同一双鞋。

1.5 治疗溃疡的危险因素。在糖尿病患者中，治疗任何可改变的风险因素或足部溃疡前期体征。包括：①去除大量胼胝；②保护水疱，必要时引流水疱；③适当治疗嵌甲或增厚的指甲；④真菌感染的抗真菌治疗。应重复该治疗，直至这些异常消退，且不会随时间推移复发，并且应由经过适当培训的医疗保健专业人士进行治疗。对于尽管采取了如上所述的最佳预防措施，仍因足部畸形而发生复发性溃疡的患者，考虑手术干预。

2. 足部溃疡的评估和分类

医疗保健专业人员应遵循标准和一致的策略来评估足部溃疡，以指导进一步的评估和治疗。应说明以下项目：

2.1 类型。根据病史和临床检查，将溃疡分类为神经性、神经缺血性或缺血性。LOPS 是神经性溃疡的特征。作为寻找 PAD 存在的第 1 步，采集症状导向的病史并触诊足部踏板脉搏。也就是说，PAD 没有可靠预测溃疡愈合的特异性症状或体征。因此，使用多普勒仪器检查动脉踏板波形并测量踝部压力和踝臂指数（ankle brachial index，ABI）。ABI 0.9~1.3 或三相踏板脉搏波的存在在很大程度上排除了 PAD，足趾肱指数（toe brachial index，TBI）≥0.75 也是如此。然而，脚踝压力和 ABI 可能由于足动脉钙化而假性升高。在选择的病例中，其他检查，如测量趾压或经皮氧分压（transcutaneous pressure of oxygen，TcpO$_2$），有助于评估足部血管状态。

2.2　**原因**。穿不合适的鞋和赤脚走路的做法往往会导致足部溃疡的，即使是仅有缺血性溃疡的患者也是如此。因此，仔细检查每个患有足部溃疡患者的鞋和鞋类行为。

2.3　**部位和深度**。神经性溃疡最常发生在足底，或发生在骨骼畸形部位。缺血性和神经缺血性溃疡更常见于趾尖或足外侧缘。

确定足部溃疡的深度可能是困难的，尤其是存在覆盖的胼胝或坏死组织的情况下。为了帮助评估溃疡，清除神经病理性或神经性缺血性溃疡。但是，不要清创有严重缺血迹象的非感染性溃疡。神经性溃疡通常不需要局部麻醉即可清创。

2.4　**感染体征**。糖尿病患者的足部感染对患足和患肢构成严重威胁，必须及时评估和治疗。因为所有溃疡均有潜在病原体定植，所以通过存在至少两种炎症体征或症状（发红、发热、硬结、疼痛/压痛）或脓性分泌物来诊断感染。不幸的是，这些体征可因神经病变或缺血而减弱，患者在轻度和中度感染时，全身症状（如疼痛、发热、白细胞增多）常不出现。应使用 IDSA/IWGDF 方案将感染分为轻度（浅表伴轻微蜂窝织炎）、中度（较深或较广泛）或重度（伴有败血症的全身体征），以及是否伴有骨髓炎。

如果治疗不当，感染可连续扩散至下层组织，包括骨（骨髓炎）。评估糖尿病足感染患者是否存在骨髓炎，尤其是当溃疡长期存在、较深或直接位于突出骨上方时。检查溃疡，以确定是否可能用无菌金属探针看到或接触骨。除临床评价外，考虑获取大多数患者的平片，以寻找骨髓炎、组织气体或异物的证据。当需要更先进的成像时，考虑 MRI，或者对于无法行 MRI 的患者，考虑其他技术（如放射性核素或 PET 扫描）。

对于临床感染伤口，获取组织标本进行培养（和革兰氏染色涂片，若可用）；避免用拭子获取伤口培养标本。足部感染的病原体（及其抗菌药物敏感性）因地理、人口统计学和临床情况而异，但金黄色葡萄球菌（单独或与其他微生物一起）是大多数病例中的主要病原体。慢性和较严重的感染常为多种微生物感染，革兰阳性球菌伴随有需氧革兰阴性杆菌和厌氧菌，特别是在气候较温暖的地区。

2.5 患者相关因素。除了对溃疡、足部和腿部进行系统评价外，还考虑了可能影响伤口愈合的患者相关因素，如终末期肾病、水肿、营养不良、代谢控制不良或心理社会问题。

2.6 创面分级。使用 IWGDF/ISDA 分类标准评估感染的严重程度，在 PAD 患者中，我们建议使用伤口/缺血/感染（wound/ischaemia/infection，WIfI）系统对截肢风险和血运重建受益进行分层。对于医疗保健专业人士之间的沟通，我们建议使用 SINBAD 系统，该系统也可用于人群结果的核查。

3. 溃疡治疗原则

如果临床医师根据下述原则进行治疗，大多数患者的足部溃疡将愈合。然而，即使是最佳的伤口护理也不能弥补对创面的持续创伤，或治疗不当的局部缺血或感染。溃疡深于皮下组织的患者通常需要强化治疗，根据其社会状况、当地资源和基础设施，可能需要住院治疗。

3.1 减压与溃疡保护。减压是治疗由生物力学应力增加引起的溃疡的基石：①神经性足底溃疡的首选减压治疗是不可拆卸的及膝减压装置，即全接触石膏（total contact cast，TCC）或不可移动的可拆卸助行器；②当患者禁忌使用不可拆卸的及膝减压装置或不耐受时，考虑使用可移动及膝减压装置。如果该装置禁忌使用或不耐受，考虑使用及踝减压装置。始终教育患者坚持配戴可拆卸装置的益处；③如果无法获得其他形式的生物力学缓解，考虑使用毡状泡沫，但仅与合适的鞋组合使用；④当存在感染或缺血时，减压仍然很重要，但要更加谨慎，如 IWGDF 减压指南中所讨论；⑤对于非足底溃疡，根据足部溃疡的类型和部位，使用可拆卸的及踝减压装置、鞋垫、足趾垫片或矫形器。

3.2 恢复组织灌注。①对于踝压 < 50mmHg 或 ABI < 0.5 的患者，考虑进行紧急血管成像，当结果提示适当时，进行血运重建。如果趾压 < 30mmHg 或 $TcpO_2$ < 25mmHg，也应考虑血运重建。然而，正如 IWGDF PAD 指南中更详细讨论的那样，临床医师可能会考虑在压力水平较高的大面积组织缺损或感染患者中进行血运重建；

②当溃疡在 6 周内未显示愈合迹象时，尽管进行了最佳治疗，但仍考虑进行血运重建，不考虑上述血管诊断试验的结果；③如果考虑进行大的（即踝关节以上）截肢，首先考虑血运重建的选择；④血运重建的目的是恢复至少一条足动脉的直接血流，最好是供应伤口解剖区域的动脉。但是，应尽量避免对患者进行血运重建，从患者的角度来看，成功概率的风险 - 受益比是不利的；⑤根据个体因素（如 PAD 的形态分布、自体静脉的可用性、患者共病）和当地术者的专业知识选择血运重建技术；⑥血运重建术后，应通过灌注的客观测量评价其有效性；⑦尚未证实改善灌注的药物治疗有益；⑧强调努力降低心血管风险（戒烟、控制高血压和血脂异常、使用抗血小板药物）。

3.3　感染的治疗。浅表溃疡伴有限软组织（轻度）感染：①清洁、清创所有坏死组织和周围愈伤组织；②开始针对金黄色葡萄球菌和链球菌的经验性口服抗菌药物治疗（除非有理由考虑其他或其他可能的病原体）。

深部或广泛（潜在危及肢体）感染（中度或重度感染）：①紧急评估是否需要手术干预，以清除坏死组织，包括感染骨、释放间室压或引流脓肿；②评估 PAD；如果存在，考虑紧急治疗，包括血运重建；③开始经验性、胃肠外、广谱抗菌药物治疗，针对常见革兰氏阳性菌和革兰氏阴性菌，包括专性厌氧菌；④根据经验性治疗的临床应答和培养和敏感性结果调整（限制和目标，如可能）抗菌药物治疗方案。

3.4　代谢控制和合并症治疗。①优化血糖控制，必要时使用胰岛素；②治疗水肿或营养不良（如有）。

3.5　局部溃疡护理。①由训练有素的医护人员定期检查溃疡至关重要，其频率取决于溃疡的严重程度和潜在病理、是否存在感染、渗出的量和提供的伤口治疗；②清创溃疡并去除周围的骨痂（最好使用尖锐的手术器械），并根据需要重复操作；③选择敷料以控制过度渗出并保持湿润环境；④不要浸泡足部，因为这可能会诱发皮肤浸渍。

考虑负压帮助愈合术后伤口在非感染性溃疡中考虑以下辅助治疗之一，尽管进行了最佳的临床护理，但 4 ~ 6 周后仍未能愈合：①一种用于治疗神经缺血性溃疡（无严重缺血）的蔗糖八硫酸盐浸渍敷料；②伴或不伴中度缺血的溃疡中的自体白细胞、血小板和纤维蛋白的多层贴片；③伴或不伴中度缺血的溃疡中的胎盘膜同种异体移植物；④全身氧疗作为尽管血运重建但未愈合的缺血性溃疡的辅助治疗。

常规溃疡管理不支持以下治疗：①神经性溃疡中的生物活性产品（胶原、生长因子、生物工程组织）；②含银或其他抗菌药物，包括敷料或局部应用。

3.6 患者和亲属的教育。①指导患者（和亲属或护理者）进行适当的足部溃疡自我护理，以及如何识别和报告新发感染或恶化感染的体征和症状（例如，发热发作、局部伤口状况变化、高血糖恶化）；②在强制卧床期间，指导如何预防对侧足部溃疡。

4. 糖尿病护理团队

成功地预防和治疗糖尿病足病取决于一个组织良好的团队，该团队使用一种整体方法，其中溃疡被视为多器官疾病的体征，并整合了所涉及的各种学科。有效的组织需要教育、筛查、降低风险、治疗和稽查的系统和指南。当地资源和人员配备的差异通常决定了如何提供护理，但在理想情况下，糖尿病足病项目应提供下列内容：

- 对糖尿病患者及其护理者、医院医护人员和初级卫生保健专业人员的教育。
- 检测所有风险人群的系统，包括对所有糖尿病患者进行年度足部检查。
- 获得降低足部溃疡风险的措施，如足部护理和提供合适的鞋子。
- 随时准备对任何足部溃疡或感染进行及时有效的治疗。
- 对服务的所有方面进行稽查，以识别和解决问题，并确保当地实践符合公认的护理标准。
- 旨在满足需要长期护理的患者需求的整体结构，而不是简单地对发生的急性问题做出反应。

在所有国家，最好至少有 3 个级别的足部护理管理与跨学科专家（表 1 - 2）。

表 1-2　糖尿病足病的护理等级

护理等级	涉及的跨学科专家
1 级	全科医师，足病师和糖尿病护士
2 级	糖尿病专家、外科医师（普通、骨科或足部）、血管专家（血管内和开放式血管重建术）、传染病专家或临床微生物学专家、足病师和糖尿病护士，鞋技师、矫形师或修复师
3 级	专门从事糖尿病足护理的二级足部中心，由多个学科的多名专家共同协作，每个专家都专门从事这一领域的工作

世界各地的研究表明，建立跨学科足部护理团队，并根据本指南概述的原则实施糖尿病足病的预防和管理，与糖尿病相关下肢截肢频率的降低相关。如果不可能从一开始就建立一个完整的团队，那么目标是一步一步地建立起来，尽可能地引入不同的学科。该团队首先必须以相互尊重和理解的态度行事，同时在初级和二级医疗机构工作，并且在任何时候都至少有一名成员可用于咨询或患者评估。我们希望这些更新的实用指南和基于证据的 6 个指南章节继续作为减少糖尿病足病负担的参考文件。

5. 进行足部感觉检查

可使用 10g（5.07 Semmes - Weinstein）单丝（检测保护性感觉丧失）和音叉（128Hz，检测震动感觉丧失）检测周围神经病变。

5.1　10g（5.07）Semmes - Weinstein 单丝（图 1-5，图 1-6）。使用方法如下：①首先将单丝应用于患者的手（或肘部或前额），以演示感觉是什么感觉；②检查双脚上的 3 个不同部位（图 1-5）；③确保患者无法看到检查者是否使用了单丝；④使用足够的力垂直于皮肤表面应用单丝（图 1-6a），以使单丝弯曲或弯曲（图 1-6b）；⑤方法→皮肤接触→和去除单丝的总持续时间应约为 2 秒；⑥请勿将单丝直接用于溃疡、愈伤组织、瘢痕或坏死组织；⑦不要让单丝滑过皮肤或在测试部位重复接触；⑧将单丝按在皮肤上，询问患者是否感觉到压力（"是"/"否"），然后在感觉到压力的地方询问患者（例如，"左脚"/"右脚跟"）；⑨在同一部位重复该应用 2 次，但至少交替 1 次未应用单丝的"模拟"应用（每个部位共 3 个问题）；⑩保护性感觉：如果患者在 3 次应用中有 2 次正确回答，则每个部位都存在保护性感觉；在 3 次回答中有 2 次不正确则不存在保护性感觉；⑪在检测过程中通过给予积极的反馈来鼓励患者。

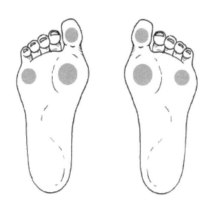

图 1－5　应使用 10g Semmes－Weinstein 单丝测试丧失保护性感觉的部位

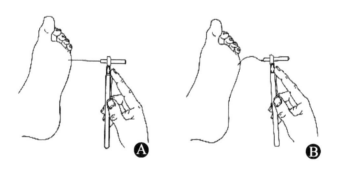

图 1－6　10g Semmes－Weinstein 单丝的正确使用方法

单丝在同一天多次使用后暂时丧失屈曲力，或在长时间使用后永久丧失屈曲力。根据单丝的类型，我们建议在对 10～15 例患者进行评估后，在接下来的 24 小时内不要使用单丝，并在 70～90 例患者中使用后更换单丝。

5.2　128Hz 音叉。使用方法如下：①首先，将音叉放在患者手腕（或肘部或锁骨）上，演示感觉是什么感觉；②确保患者看不到检查者是否使用音叉或在哪里使用音叉；③将音叉应用于第 1 趾远端趾骨背侧的骨性部分（如果拇趾缺失，则应用另一个趾）；④恒压垂直应用音叉（图 1－7）；⑤重复此应用程序 2 次，但至少用一个音叉不振动的"模拟"应用程序替代；⑥如果患者正确回答了至少 2/3 次申请，则检测结果为阳性；如果 2/3 次回答不正确，则检测结果为阴性；⑦如果患者无法感觉到脚趾上的振动，则在更近端重复测试（如踝骨、胫骨粗隆）；⑧在检测过程中通过给予积极的反馈来鼓励患者。

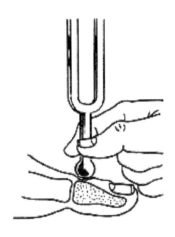

图 1-7　使用 128Hz 音叉检查震动感觉的正确方法

5.3　**轻接触试验**。当 10g 单丝或 128HZ 音叉不可用时，该简单测试（也称为 Ipswich 触摸测试）可用于筛查 LOPS。该试验与其他试验在确定 LOPS 方面具有合理的一致性，但其预测足部溃疡的准确性尚未确立。

试验方法如下：①解释流程并确保患者一切都明白；②指导受试者闭上眼睛，并在感觉到触摸时说"是"；③检查者用其食指指尖依次轻轻地触摸双脚的第 1、第 3 和第 5 趾的指尖 1~2 秒；④触摸时，不要推、拍或戳；⑤当在 ≥2 个部位未感知到轻触时，很可能发生 LOPS（表 1-3）。

表 1-3　临床检查用足部筛查表

足溃疡	
足溃疡表现	是/否
足溃疡的危险因素	
神经病变	是/否
单丝检测不到	是/否
音叉检测不到	是/否

（续）

足溃疡	
足部动脉	
胫后动脉消失	是/否
足背动脉消失	是/否
其他	
足部畸形或骨性凸起	是/否
关节活动丧失	是/否
不正常的压力，如胼胝	是/否
足部颜色改变	是/否
足部卫生差	是/否
不合适的鞋袜	是/否
既往有溃疡	是/否
截肢（趾）	是/否

第2节 指 南 解 读

糖尿病足是全球卫生保健系统的主要经济负担之一。国际糖尿病足工作组（IWGDF）自 1999 年开始制定预防和治疗糖尿病足病的循证指南。2019 年根据文献的系统性综述和来自世界各地的多学科专家对建议的制定，对所有 IWGDF 指南进行了更新。在本文件 IWGDF 实践指南中，以后续 6 个 IWGDF 指南章节为基础，阐述了糖尿病足病的预防、分类和治疗的基本原则。根据这些原则可以成功预防和治疗糖尿病足病，同时提供了辅助足部筛查的附录。开篇的实践指南中的信息适用于参与糖尿病患者护理的全球医疗从业者，实施这些预防和处理原则与降低糖尿病相关的下肢截肢率有关。

在该部分指南中所概述的原则需要根据当地情况进行调整或修改，同时考虑到社会经济状况的地区差异、医疗资源的可及性和复杂性以及各种文化因素。糖尿病足病是糖尿病最严重的并发症之一。其是患者重大痛苦和经济损失的来源，也给患者家庭、医疗保健专业人士和设施以及整个社会带来相当大的负担。糖尿病足病的应对策略包括本文件中描述的预防、患者和工作人员教育、多学科治疗和密切监测等要素，可减少糖尿病足病的负担。

世界各地的研究表明，建立跨学科足部管理团队，根据本指南概述的原则实施糖尿病足病的预防和管理，可降低糖尿病相关下肢截肢率。如果不可能从一开始就建立一个完整的团队，那么可以逐步地完善起来，尽可能地引入不同的学科。该团队首先必须以相互尊重和理解的态度行事，同时在初级和二级医疗机构工作，并且在任何时候都至少有一名成员可用于咨询或患者评估。在我国关于糖尿病足的综合治疗存在以下模式，单学科治疗模式：内分泌科、普通外科医师、整形外科医师和血管外科医师在各自的部门治疗糖尿病足，目前该种模式较为多见；多学科治疗模式：内分泌科、普通外科医师、整形外科医师和血管外科医师都参与了糖尿病足的治疗，这是一个医院的团队治疗或跨学科咨询。而首都医科大学附属北京世纪坛医院矫形外科成立的糖尿病足中心，是团队内多学科合作治疗模式，团队以骨科医师为主，但各有专长（团队内可行血管介入手术、骨科重建手术、皮瓣修复手术等），形成了多学科综合治疗模式下的糖尿病足治疗模式。这是一个部门的团队，而不是一个医院的团队，团队以外科综合治疗为主体，内科医师辅助管理，营养师参与饮食调整，康复技师指导功能锻炼，足病鞋制造师制造功能支具，足病治疗师进行日常护理。

该指南中以内科医师角度指导怎样确定足部风险；如何定期检查足部风险；怎样提高患者、家人和医疗保健专业人员对糖尿病足的认识程度；合适的鞋具重要性；以及如何治疗溃疡的风险因素。首都医科大学附属北京世纪坛医院矫形外科成立的糖尿病足中心以骨科医师为主体，风险因素的筛查基本延续了指南中所提到的方法，但是在治疗溃疡的风险因素中，在内科控制血糖、抗感染、降血脂、改善微循坏、营养神经等的基础上，采取外科方法治疗，包括对于严重感染的慢性创面采取短时间内坏死组织清创防止感染扩散致使下肢感染平面上移，蛆虫生物清创技术及臭氧化学清创技术将在控制感染的同时促进肉芽组织生长；针对感染控制后的难愈合创面采取植皮、皮瓣移植、皮肤牵张闭合器修复软组织缺损，或者应用脂肪移植、富血小板血浆及富血小板纤维蛋白等进行组织修复；针对下肢血管病变的糖尿病足患者，重建下肢血供有利于慢性缺血创面恢复，可行介入治疗改善患者下肢血供，下肢动脉旁路移植改善血供，腰交感神经节毁损术改善下肢周围血管微循环灌注，下肢血管体外循环加压灌注疗法进行血管网扩增，胫骨横向搬移技术行下肢微循环重建；对于糖尿病足周围神经病变形成的溃疡创面，如夏克氏足，则应用外固定架技术、全接触石膏技术行患足减负治疗以促进愈合；同时关于矫形鞋具的制备，对于糖尿病足创面愈合后复发可以起到最大限度的保护作用。

► 第二章

IWGDF 糖尿病患者足部溃疡预防指南解读

第1节 指 南 简 介

1. 识别风险足

PICO：在糖尿病患者中，是否对足溃疡的危险因素进行规范的年度筛查，与不那么频繁或无组织的筛查相比，对预防首次或复发性 DFU 有效？

推荐 1：每年检查足部溃疡风险极低（IWGDF 风险 0）的糖尿病患者是否出现保护性感觉丧失和外周动脉疾病的体征或症状，以确定其足部溃疡风险是否增加。（推荐等级：强；证据质量：高）。

理论依据：以糖尿病患者为目标的足部溃疡预防需要识别那些风险。我们在文献中没有发现筛选预防 DFU 效果的证据。然而，我们建议每年对所有无其他风险因素的糖尿病患者进行足部筛查（IWGDF 风险 0）。足部筛查识别出了存在风险的人群，应特别包括筛查糖尿病周围神经病变引起的 LOPS，以及 PAD 的体征或症状。足部筛查应由经过充分培训的专业医护人员进行（定义见术语表）。可以使用 10g Semmes Weinstein 单丝缝线评估 LOPS：最近对个体患者数据进行的荟萃分析发现使用该评估预测足部溃疡风险的结果一致。如果 10g 单丝不可用，则使用 Ipswich 触摸测试。尽管该测试的结果未纳入上述荟萃分析中，但 Ipswich Touch 测试已显示出与 10g 单丝测试相似的结果。因为有限的震动感觉也可以预测足部溃疡的风险，如果单丝测试的结果未显示 LOPS，我们建议使用音叉或生物测量仪/神经测量仪进行筛查。PAD 筛查将在 IWGDF 的 PDA 指南中讨论。简而言之，这包括采集心血管病史、触诊足部脉搏、获得足部多普勒动脉波形和血压测量结果。虽然目前尚无筛查间隔的证据，但我们建议每年对尚未确定 LOPS 或 PAD 的糖尿病患者进行筛查。

基于荟萃分析，LOPS 和 PAD 可预测足部溃疡的证据质量较高。我们认为，每年进行足部筛查不会产生危害，足部筛查的益处大于危害。我们也建议每年对糖尿病患者进行筛查以作为其常规糖尿病检查的一部分。尽管足部筛查在个人层面上通常是可行的、可接受的和廉价的，但在社会层面上组织足部筛查可能更复杂，成本也更高，因为糖尿病患者的数量越来越多，分配给初级保健访视的时间有限。然而，早期识别有足部溃疡风险的人是非常重要的，需要针对那些需要预防性治疗的人。因此，建议每年进行足部筛查的力度很大。

2. 定期检查检查风险足

2.1 PICO 及推荐

PICO：在有足部溃疡风险的糖尿病患者中，为预防首次或复发性 DFU，应筛查哪些风险因素？

推荐 2：筛查有足部溃疡风险的糖尿病患者（IWGDF 风险 1～3）：足部溃疡或下肢截肢史；终末期肾病诊断；足部畸形存在或进展；关节活动受限；胼胝丰富；足部任何溃疡前期体征。分类为 IWGDF 风险 1 的患者每 6～12 个月重复 1 次，IWGDF 风险 2 的患者每 3～6 个月重复 1 次，IWGDF 风险 3 的患者每 1～3 个月重复 1 次。

理论依据：当在糖尿病患者中识别出 LOPS 或 PAD 时，需要进行更广泛和更频繁的足部检查，因为溃疡风险更高对于这些患者，该检查应包括详细的足部溃疡史、下肢截肢和确定终末期肾病的诊断。对足部进行物理检查，以确定是否存在进展的畸形；大量胼胝和溃疡前期体征，如水疱、裂缝和出血；以及关节活动受限。既往足部溃疡或截肢病史是新溃疡的重要预测因素，如在个体患者数据的荟萃分析中所确定的。足部畸形、丰富的胼胝、溃疡前期体征和关节活动受限可能会增加足部溃疡的风险，并且是 LOPS 或 PAD 患者治疗的重要决定因素。

尽管缺乏证据，我们建议记录病史的其他因素，包括：社会隔离的存在、医疗保健和经济困难、足部疼痛（行走或休息时）以及麻木或跛行。我们还建议检查是否存在不合适、不适当或缺少鞋子；皮肤颜色、温度或水肿异常；足部卫生不良，例如趾甲切割不当、未洗净的脚、浅部真菌感染或袜子不洁；可能妨碍足部自我护理的身体限制（如视力、肥胖）；足部护理知识。缺乏鞋或穿不合适的鞋可能是溃疡的一个原因，卫生条件差可能反映了患者生活自理能力差。当这些可改变的危险因素被发现时，适当的干预措施可以潜在地改善他们。

筛选期间发现的任何足部溃疡均应根据其他IWGDF指南中概述的原则进行治疗。

2.2　IWGDF风险分层。根据筛选结果，可根据患者的足部溃疡风险对患者进行分层（表2-1）。定义的风险类别是基于足部溃疡前瞻性风险因素研究的荟萃分析和系统综述。

表2-1　IWGDF风险分层系统及相应的足部筛查和检查频率

分级	特点	频率
0	没有周围神经病变	1年1次
1	有周围神经病变	每6个月1次
2	周围神经病变伴有周围血管病变和（或足部畸形）	每3~6个月1次
3	周围神经病变伴有足溃疡史或截肢（趾）病史	每1~3个月1次

无LOPS和PAD的患者归类为IWGDF风险0，溃疡风险极低。此类患者只需要每年进行一次筛查。其他类别均被视为"风险患者"，与无风险患者相比，需要更频繁的足部筛查、定期检查和足部检查。

患有LOPS或PAD但无其他风险因素的患者被分层为IWGDF风险1，并被认为处于低风险。应每6~12个月筛查1次。当存在风险因素组合时，将患者分层为IWGDF风险2，并认为处于中度风险。由于其风险较高，应每3~6个月进行1次筛查。所有患LOPS或PAD且有足部溃疡或下肢截肢病史的患者均被分层为IWGDF风险3，并被视为溃疡高风险患者。这些人应每1~3个月筛查1次。对于LOPS或PAD合并终末期肾病的患者，无需考虑其溃疡病史，也被视为高风险人群，因此将其分层为IWGDF风险3。

患者的风险状态可能随时间变化，因此需要持续监测。我们提供的筛查频率有助于指导此类监测。如果结果导致风险状态改变，应相应调整筛选频率。随着某人糖尿病病程的进展，升级是最有可能的变化。降低风险状态可能发生在（手术）使足部结构正常化或改善下肢血流的干预后。此外，对于长期 LOPS 的患者，不要求在每次筛选时重复评估 LOPS。

鉴于在高危患者中缺乏筛查间期有效性的证据，我们推荐的这些时间间隔基于专家意见。更频繁筛查的目的是早期识别可增加足溃疡发生机会的风险因素。随后应提供适当的预防性足部护理。例如，早期诊断和治疗足部的溃疡前期体征可能会预防足部溃疡，以及更严重的并发症，如感染和住院治疗。对这些因素进行筛查有助于提高认识。虽然这也可能引起一些患者的焦虑感，但我们认为总的来说，伤害的可能性是有限的。所有筛查都可以在不需要侵入性干预的情况下进行，也可以提供患者教育、咨询和支持的机会。我们建议，只要经过充分培训的医疗保健专业人士给予适当的治疗，与筛查后针对性预防性治疗相关的获益可能大于潜在危害。筛查花费的时间相对较少，虽然这在个人层面上是可行的、可接受的和廉价的，但在社会层面上组织起来可能更困难，成本也更高。综合所有证据，我们强烈建议进行此类筛查。

3. 教育患者、家人和医护人员

3.1 3A－足部自我护理介绍。

PICO：在有足部溃疡风险的糖尿病患者中，足部自我护理与无自我护理相比，是否可有效预防首次或复发性 DFU？

推荐 3：指导有足部溃疡风险（IWGDF 风险 1～3）的糖尿病患者不要赤脚、穿袜子不穿鞋或穿薄底拖鞋（无论是室内还是室外）来保护自己的脚。（强；低）

理论依据：需要保护糖尿病患者的足部免受高机械应力以及外部物理创伤，因为两者均可能导致足部溃疡。为了保护他们的脚，这些患者不应该赤脚走路，穿袜子不穿鞋，薄底拖鞋，无论是在家里或外面，包括开放式鞋类（其增加了异物直接损伤皮肤的风险）。虽然尚未有研究证明赤足、穿袜子或薄底标准拖鞋行走对足部溃痛风险的影响，但许多大型前瞻性研究表明，糖尿病高危患者在赤足、穿袜子和薄底拖鞋行走期间的机械性足底压力水平升高。这些高压是足部溃疡的重要独立风险因素，因此应避免。此外，赤脚走路、穿袜子不穿鞋或穿薄底标准拖鞋对糖尿病高危患者有其他有害影响，如缺乏对热或外部机械创伤的保护。因此，尽管该推荐缺乏直接证据，但我们强烈认为，应建议患者避免这些步行条件，以降低足部损伤的风险。

患者可能不愿意遵守该建议，尤其是在家中。然而，鉴于无保护行走的危害超过了患者的喜好，我们强烈建议指导有糖尿病风险的患者不要赤脚、穿袜子或穿薄鞋底的标准拖鞋行走，无论是在家中还是室外。

推荐 4：指导并在这之后鼓励与提醒有足部溃疡风险（IWGDF 风险 1~3）的糖尿病患者：每天检查双脚的整个表面和将要穿的鞋的内部；每天洗脚（小心擦干，特别是脚趾之间）；使用润肤剂润滑干燥的皮肤；直接剪掉脚趾甲；避免使用化学制剂或膏药或任何其他技术去除胼胝或鸡眼。（强；低）

理论依据：尽管没有直接证据表明这些自我护理干预措施在预防足部溃疡方面的作用，但其能够使患者观察到 DFU 的早期体征，并有助于基本足部卫生。这可能有助于预防足部溃疡，但可能会给患者造成一些负担。可以预期的是，人们会普遍接受基本的足部卫生，并且受益超过与不适当或不充分或根本没有足部自我护理相关的潜在伤害。这些足部自我护理行为是可行的，容易获得，并且花费低，每个人都有患 DFU 的风险。尽管这些自我护理活动对溃疡预防作用的证据有限，但这是一个强有力的推荐。

3.2　3B – 提供规范的足部自我护理教育。

PICO：在有足部溃疡风险的糖尿病患者中，与不提供足部自我护理相比，规范的提供足部特定自我护理的教育是否可有效预防首次或复发性 DFU？

推荐 5：向有足部溃疡风险（IWGDF 风险 1~3）的糖尿病患者提供规范的足部自我护理预防足部溃疡的教育。（强；低）

理论依据：规范的教育被认为是预防足部溃疡必不可少的组成部分，普遍认为有足部溃疡风险的糖尿病患者需要了解自己的病情，以便进行足部自我护理。规范化的教育定义为以规范的方式提供给患者的任何教育方式。这可以采取多种形式，如一对一的口头教育、动机性访谈、教育小组会议、视频教育、小册子、软件、测验以及通过动画绘画或描述性图像进行的图像教育。尽管世界各地的临床实践中已有无数形式和教育，但对其有效性的研究却很有限。没有足够的有力证据表明，仅凭有限的患者教育可有效降低临床相关溃疡风险。然而，教育可以增加知识和改善足部自我护理行为。因此，教育应以提高患者足部护理知识和自我护理行为为目标。

规范的足部护理教育应包括以下信息：①足部溃疡及其后果；②预防性足部自我护理行为，例如：不赤脚或穿着袜子不穿鞋或穿薄底拖鞋；③穿着适当的防护鞋；④定期进行足部检查；⑤正确的足部卫生护理；⑥发现足部问题后及时寻求专业帮助（见推荐 3 和 4）。

由于有证据表明治疗依从性对溃疡结局有益，鼓励为有 DFU 风险的患者坚持提供的足部自我护理教育。最好将此类教育与常规足部健康筛查相结合（见推荐 1 和 2），并作为一体化足部护理的一部分（见推荐 16）。规范化教育应该与文化相适应，考虑到性别差异，并与患者的健康素养和个人情况相一致。因此，不可能就最佳教育形式提出全球适用的建议。我们建议，规范的足部自我保健教育应单独或以小组为单位提供。它应该分几次提供，并定期加强，以达到最大的效果。

尽管证据质量低，我们强烈建议提供足部自我护理的规范化教育。虽然教育可能潜在导致诸如增加对并发症的恐惧等伤害，但也可能为患者提供澄清误解和寻求问题答案的机会。总之，我们评估获益大于潜在损害。当规范化教育适合患者的实际情况、可行性、公平性和可获得性时，患者可能会更喜欢这种教育。虽然规范化教育在个人层面上成本低廉，但在社会层面上组织起来可能更难，成本也更高。总之，我们强烈建议提供规范化教育。

3.3　3C－关于足部自我管理的介绍。

PICO：在有足部溃疡风险的糖尿病患者中，与无自我管理相比，足部自我管理是否可有效预防首次或复发性 DFU（O）？

推荐 6：考虑指导具有中度或高度足部溃疡风险（IWGDF 风险 2～3）的糖尿病患者每天一次自我监测足部皮肤温度，以识别足部炎症的任何早期体征，并帮助预防首次或复发性足底溃疡。如果连续两天双脚相似区域之间的温差高于阈值，指导患者减少走动活动，并咨询经过充分培训的医疗保健专业人士，以进行进一步诊断和治疗。（弱；中等）

理论依据： 足部自我管理不同于足部自我护理，因为其涉及专门为溃疡预防设计的更高级干预措施，例如家庭监测工具和远程医疗方法。自我管理可以包括许多干预措施，但我们发现没有证据支持使用任何特定的干预措施，除了足部皮肤温度的家庭监测。我们发现有证据表明，对于高风险患者（IWGDF风险2～3），与标准治疗相比，家庭监测足底皮肤温度（每天1次，使用简单易用的红外测温仪）联合后续预防措施（当连续2天观察到温度升高时）能够更有效地预防足部溃疡。这些预防措施包括：减少非卧床活动，咨询经过充分培训的医疗保健专业人士以讨论结果，并根据医疗保健专业人士的评估进行进一步的预防性治疗。为了使这一推荐有效，一个人需要随时能够获得并能够使用适当的温度计，并与受过充分培训的卫生保健专业人员进行沟通。

专业人员可能认为家庭监测足部温度是一种易于使用且相对便宜的方法，还可能具有较高的临床价值，并且有助于增强患者对自己足部的护理能力。然而，现有证据表明，坚持测量足部温度是这种方法实现有效性的一个重要因素，并且患者们，尤其是那些没有足部溃疡的人，可能发现坚持日常监测的要求是一种负担。温度测量的假阳性和假阴性结果可能会影响患者使用这种方法的信心。据我们所知，目前在DFU中高危的糖尿病患者足部护理中并不常规实施足部温度的家庭监测。这可能是由于人们重视日常温度测量的必要性和易用性，缺乏容易获取的校准设备，缺乏关于成本效益和实施可行性的信息。由于这些潜在的局限性，该推荐被评定为弱推荐。

4. 确保日常穿戴合适的鞋

PICO： 在有足部溃疡风险的糖尿病患者中，与不干预或其他类型的矫形器相比，任何一种特定的矫形器干预（包括治疗性鞋，如鞋、鞋垫或矫形器和助行器）是否能有效预防首次或复发性DFU？

推荐 7：指导有中度足部溃疡风险（IWGDF 风险 2）或已从非足底足部溃疡愈合（IWGDF 风险 3）的糖尿病患者穿上与足部形状相适应且合适的治疗鞋，以降低足底压力并帮助预防足部溃疡。当存在足部畸形或溃疡前期征兆时，考虑处方定制的鞋子、定制的鞋垫或脚趾矫形器。（强；低）

推荐 8：考虑处方矫形器干预，如脚趾硅胶或（半）刚性矫形器，以帮助减少有足部溃疡风险的糖尿病患者的大量胼胝（IWGDF 风险 1 ~ 3）。（弱；低）

理论依据：患有中度或高度足部溃疡风险（IWGDF 风险 2 ~ 3）的人经常丧失感觉疼痛或压力的能力，可能无法充分判断其鞋子的适合度或足部的压力水平。由于溃疡风险增加，重要的是他们的鞋适合，保护和适应脚的形状；这包括有足够的长度，宽度和深度。当出现足部畸形或溃疡前体征时，改变足部生物力学和降低风险部位的足底压力变得更加重要。这可能需要定制的鞋子，定制的鞋垫或脚趾矫形器。对于足底溃疡愈合的患者，请遵循推荐 9。基于 3 项 RCT，治疗鞋（包括鞋、鞋垫或矫形器）可降低中度足部溃疡风险患者首次足部溃疡的风险（IWGDF 风险 2）。此外，这种鞋可以减少步行时的足底压力。足底压力高是足部溃疡的重要独立风险因素，因此应避免。由于 LOP 患者无法充分判断鞋是否合适，因此应由经过适当培训的专业人员对鞋进行评价。最好在一天结束时评估患者站立时的配合情况。

为了减少大量胼胝和相关的足部压力增加，除治疗鞋外，还可向存在溃疡风险（IWGDF 风险 1 ~ 3）的患者提供足趾硅胶和（半）刚性矫形器或毡状泡沫。

有些糖尿病患者可能重视合适的鞋对预防溃疡的作用，但仍然有些患者认为鞋是导致他们问题的原因，特别是当鞋子不合适时。合适的鞋也可能不舒适和不符合个人款式偏好，而在一些国家，患者可能没有穿鞋习惯或不便穿鞋（例如在温暖或潮湿的气候中）。然而，我们对有中度溃疡风险的患者是否坚持穿合适的鞋子知之甚少。不可能所有国家都有治疗鞋或经过充分培训的专业人员，这就限制了患者获得矫形器的干预。然而，随着对热和机械创伤的额外保护获益，以及减少溃疡风险的证据，我们判断获益大于危害，因此给予了强有力的推荐。

推荐 9：对于足底溃疡愈合（IWGDF 风险 3）的糖尿病患者，定制矫形鞋（在行走过程中显示具有缓解足底压力的作用），以帮助预防足底溃疡复发；此外，鼓励

患者持续穿这种鞋。（强；中等）

理论依据：对于足底溃疡愈合的患者（IWGDF风险3），治疗鞋需要降低高危区域（包括既往溃疡部位）的足底压力。2项偏倚风险极低的RCT已证实，定制矫形鞋或定制鞋垫可降低溃疡风险，只要患者穿上鞋，可明显优化减压效果。已证实的足底压力释放效应是指在高压位置，步行期间的峰值压力应降低30%（与当前治疗鞋相比），或峰值压力<200kPa（如果使用经确认和校准的压力测量系统（传感器尺寸为2cm^2）进行测量）。实现这种压力释放或水平的方法是应用现有的最先进的科学知识，有效减压的鞋类设计。

由于现有试验很少报告与此类矫形鞋相关的伤害，因此连续穿定制矫形鞋袜或鞋垫的益处大于潜在伤害。另一方面，不合适的鞋（长度或宽度不足）会增加溃疡的风险，我们再次强调确保充分贴合的重要性。临床医师还应鼓励患者在可能的情况下穿上规定的鞋。定制矫形鞋证明减压效果的成本可能相当高，因为它需要测量赤脚或鞋内足底压力，这是迄今为止相对昂贵的。然而，这些费用应始终与溃疡预防的益处联系起来考虑。成本效益至今尚未研究，但我们认为，鞋类设计或当使用足底压力测量法可以将溃疡风险降低50%时，使用足底压力测量法进行评估可能具有成本效益，在上述关于该主题的大多数试验中证实了风险降低。因此，这是一个强有力的推荐。

请注意，该推荐是基于治疗鞋和压力测量准确技术的可用性。我们承认，用于此类测量的技术和专门知识尚未普及。对于可以提供这一服务的地区，我们鼓励服务机构对定期足底压力测量进行投资。对于一些地区和临床环境，这还不能适应，我们建议使用现有的最先进的科学知识进行鞋设计，有效地对足部加压的定制矫形鞋。

5. 治疗溃疡危险因素

5.1　5A – 足部风险因素或溃疡前期体征的治疗。

PICO：在有足部溃疡危险的糖尿病患者中，治疗足部溃疡前体征是否与不治疗它们相比，对预防首次或复发性DFU(O)有效？

推荐 10：为足部任何溃疡前期体征或大量胼胝、嵌甲和足部真菌感染提供适当治疗，以帮助有足部溃疡风险的糖尿病患者预防足部溃疡（IWGDF 风险 1 ~ 3）。（强；低）

理论依据：足部溃疡前期体征，如水疱、裂缝或出血可能是未来溃疡的强预测因素。其他需要治疗的危险因素包括大量胼胝、趾甲内生或增厚以及真菌感染。这些体征需要由经过适当培训的医疗保健专业人士立即治疗。适当的治疗手段：①去除大量胼胝体；②保护水疱，必要时引流；③治疗裂隙；④治疗趾甲内生或增厚；⑤治疗皮肤出血；⑥真菌感染的抗真菌治疗。尚未有直接研究证明治疗这些体征对预防足溃疡的有效性。间接证据表明，去除胼胝可降低足底压力，而胼胝是溃疡形成的一个重要风险因素。

由经过适当培训的足部护理专业人员治疗溃疡前期体征的获益—伤害比可能是积极的，并且成本相对较低。但是，这些治疗在使用不当时确实有潜在的危害，因此只能由经过专业培训的医疗保健专业人士进行。可以预料的是，受过溃疡前期征兆危险教育的人更愿意接受治疗。尽管缺乏证据，但我们认为这是标准做法，因此推荐力度很大。

5.2　5B‐手术干预。

PICO：在有足部溃疡风险的糖尿病患者中，与非手术干预相比，进行手术干预是否可有效预防首次或复发性 DFU？

推荐 11：对于糖尿病患者，存在非刚性锤状趾顶端或远端有丰富的胼胝或溃疡，而且非手术治疗无法治愈，可考虑采用远端屈趾肌腱切断术，以预防第一次足溃疡或活性溃疡愈合后复发的足溃疡。（弱；低）

理论依据：虽然缺乏关于该主题的对照研究，但多项研究表明，与非手术治疗这些溃疡相比，屈趾肌腱切断术可降低最初溃疡未完全愈合患者的复发性足底溃疡风险。屈趾肌腱切断术也可降低足趾尖胼胝丰富或指甲增厚患者发生溃疡的风险。我们认为屈趾肌腱切断术对于患有足趾溃疡或足趾溃疡前征的患者是一种有前景的手术，适用于对非手术治疗无反应，并且需要使足部结构正常化以防止溃疡的患者。只有在经过适当培训的医疗保健专业人士对非手术治疗方案进行全面评价后，才能考虑进行预防性手术。

因为并发症的报告很少，所以屈趾肌腱切断术的潜在受益可能大于损害。对于有溃疡前期病变的患者，他们虽然经常进行非手术治疗，但并不能改善结果，手术可能对其有价值，并倾向于通过屈趾肌腱切断术进行治疗。该手术易于在门诊进行，不需要后续固定，并且不容易对足部功能产生不良影响。尚未评价该手术的成本和成本效益。应告知患者手术可能的不良反应。在足部动脉供血不足的患者中，可能有手术切口或伤口不愈合的情况。综合来看，推荐力度较弱。

推荐12： 对于糖尿病合并足底前足溃疡经非手术治疗未能愈合的患者，考虑行跟腱延长术、关节置换术、单或全跖骨头切除术、跖趾关节置换术或截骨术，一旦活动性溃疡愈合，有助于预防足底前足溃疡复发。（弱；低）

理论依据： 在对愈合顽固性前足足底溃疡的研究发现，与非手术治疗相比，跟腱延长术、单跖骨头切除术或泛跖骨头切除术和跖趾关节置换术可降低选定的初始未愈合溃疡患者足底溃疡复发的风险。虽然效果明显，但很少有设计良好的对照研究显示这些干预措施的疗效。

本推荐适用于以下患者：①足底溃疡，对循证非手术治疗无反应；②如果足部结构未改变，预计复发风险较高；③前足足底压力升高；④在跟腱延长的情况下，踝关节活动范围受限，未通过中立位。

这些手术减压技术可能出现的并发症和副作用包括术后感染、新畸形、步态问题和转移性溃疡。因此，尚不清楚是否利大于弊。在任何情况下，这些技术应主要用于治愈对非手术治疗无反应的足部溃疡，并且如果不改变足部结构，预计复发风险较高的患者。患者对这些方法的认识和偏好是未知的，尽管我们期望患者对干预的重视程度在其既能愈合又能预防溃疡的时候是高的，但在其引起诸如主要步态或平衡问题等并发症时却是低的。手术干预的成本可能远高于非手术治疗，但成本效益未知。临床医师应仔细与患者解释手术可能产生的不良反应。在血供不良的患者中，这包括手术切口或伤口的潜在不愈合。因此，我们对考虑这些干预措施提出了一个较弱的推荐。

推荐13： 我们建议不要使用神经减压术，优先使用公认的标准治疗，以帮助预

防患有中度或高度足部溃疡风险（IWGDF 风险 2～3）和出现神经性疼痛的糖尿病患者发生足部溃疡。（弱；低）

理论依据：虽然神经减压术的观察性研究已经证明，无论既往是否有足溃疡经历神经性疼痛的患者，其延长随访期的溃疡发生率较低，但没有证据支持神经减压术的溃疡预防作用。随着各种可被认为是高质量护理的标准非手术干预，以预防高危患者足部溃疡，我们建议不使用神经减压术作为外科手术。

5.3　5C‐足部相关运动和负重活动。

PICO：在有足部溃疡风险的糖尿病患者中，与无足部相关运动的患者相比，足部相关运动是否可有效预防首次或复发性 DFU？

推荐 14：考虑建议足部溃疡（IWGDF 风险 1 或 2）低或中度风险的糖尿病患者进行足部和活动相关锻炼，目的是减少溃疡的风险因素，即降低峰值压力和增加足部和踝关节活动范围，以及改善神经病变症状。（弱；中等）

理论依据：因为不存在关于该主题的研究，所以没有直接证据表明与足部相关的锻炼可预防 DFU。当旨在改善可改变的足部溃疡风险因素时，如足底压力分布、神经病变症状、足部感觉缺陷、足‐踝关节活动度和强度时，可以进行多种形式的足部相关锻炼。这些练习可包括足部和踝关节肌肉的伸展和加强以及平衡和步态练习等功能练习，由物理治疗师或接受过类似培训的专业人员提供或监督。多项 RCT 和非对照研究显示，这些锻炼对一系列可改变的足部溃疡风险因素有一定益处，包括足底压力、足踝活动范围和神经病变症状。

与足部相关的锻炼相对容易自主进行，价格低廉，不需要密集监督。因处于风险中的患者可能不知道适当的锻炼，我们建议他们在开始锻炼之前由经过充分培训的医疗保健专业人士进行足部评估和运动处方。建议患者与专业人员合作，定期评价培训和方案修改的进展情况。有溃疡前期体征或有活动性足部溃疡的患者不应参加足部机械负荷的足部相关运动。

建议足部溃疡（IWGDF 风险 1 或 2）低至中度风险的患者进行足部相关锻炼是基于中等质量的证据。运动的一般健康益处和对糖尿病引起的复杂肌肉骨骼缺陷的具体改善都超过了任何潜在的危害。与足相关的锻炼相对容易自主进行，价格低廉，不需要密集监督。需要简单的运动器材，如弹力带或运动球。患者的依从性可能是一个挑战，我们建议健康从业者继续鼓励患者按规定完成锻炼计划。我们建议患者在开始运动前进行足部评估，并由经过充分培训的医疗保健专业人士给予运动处方。有溃疡前期体征或活动性溃疡的患者应避免负重或与足有关的运动。我们建议定期评估培训进展，并在需要时更新项目。

PICO：在有足部溃疡风险的糖尿病患者中，能否在不增加首次或复发性DFU风险的情况下安全地增加日常负重活动水平？

推荐15：考虑与足部溃疡风险低或中等（IWGDF风险1或2）的糖尿病患者沟通，与行走相关的负重日常活动水平的适度增加（即额外1.000步/天）可能是安全的。建议患者在进行负重活动时穿上合适的鞋，并经常监测皮肤有无溃疡前体征或溃烂。（弱；低）

理论依据：运动对糖尿患者有普遍的健康益处，包括对糖尿病发展的复杂肌肉骨骼缺陷的特殊改善。然而，当进行负重运动时，它可能会增加累积的足底组织应力，这反过来可能会增加皮肤破损的风险。基于2项RCT，其中有足部溃疡风险的患者参加了增加其负重活动的训练计划，但这并未导致溃疡发生率增加，我们考虑低或中度溃疡风险患者（IWGDF1或2）增加负重日常活动水平可能是安全的。基于这2项研究中观察到的血糖升高，我们将小幅升高定义为1000步/天，并且一项RCT显示这种升高有利于糖尿病患者的血糖控制。建议每周最多增加10%的日常步数，直至与基线相比，患者达到1000步/天的整体增量。

支持该推荐的证据质量较低，因为其仅基于2项RCT研究，每项RCT研究均未检测到溃疡愈合差异。缺乏证据是一个令人关注的问题（也是未来研究的一个重要领域）。然而，我们认为在这些试验中，组间溃疡发生率无差异，增加负重锻炼对一般健康和足部相关结果的已知益处大于危害。然而，患者应保持谨慎，以避免不良结局，如跌倒。为防止不良后果，建议患者在进行负重活动时穿上合适的鞋（见推荐8～11），并监测其皮肤有无溃疡前体征或破损（见推荐4～6）。根据推荐可以增加日常活动水平的强度，并且患者可以接受。然而，一些试验中的高脱落率和缺乏统计学的证据表明，这可能并不适用于所有患者。锻炼计划是一种相对便宜的干预措施。主要因为与溃疡预防相关的证据质量较低，这是一个较弱的推荐。

6. 一体化足部护理

PICO：在有足部溃疡风险的糖尿病患者中，与不提供一体化足部护理相比，提供一体化足部护理是否对预防首次或复发性 DFU(O) 有效？

推荐 16：为具有足部溃疡高风险（IWGDF 风险 3）的糖尿病患者提供综合足部护理，以帮助预防足部溃疡复发。这种一体化的足部护理包括专业的足部护理，适当的鞋类和自我保健的结构化教育。必要时，每一到三个月重复一次足部护理或重新评估是否需要足部护理。（强；低）

理论依据：我们将综合足部护理定义为一种干预措施，即至少通过经过充分培训的专业人员、规范化教育和适当的鞋子，整合常规足部护理和检查。1 项 RCT、1 项队列研究和 4 项非对照研究均报告，接受综合足部护理的患者复发性溃疡的百分比显著低于未接受足部护理的患者，或遵守某一项目的患者复发性溃疡的百分比显著低于未接受足部护理的患者。这些研究均未报告与项目相关的任何并发症或其他损害。

由经过充分培训的专业医护人员进行的专业足部护理包括：按照推荐 10 治疗风险因素和溃疡前体征；按照推荐 3 ~ 5 进行足部自我护理的结构化教育；按照推荐 7 ~ 9 提供适当的鞋子。应定期检查患者的足部（参见推荐 1 和 2）。综合足部护理可能进一步包括足部自我管理（推荐 6）、获得手术机会（推荐 11 ~ 13）以及足部相关锻炼和负重活动（推荐 14 和 15）。

虽然已在上述对照和非对照研究中直接研究了综合足部护理项目，但没有包括综合足部护理的所有潜在的组成成分。结合本指南所有推荐的最先进综合足部护理计划的有效性预期远高于迄今为止研究的计划。已经在两篇综述中研究了集成足部护理的不同组成成分的效应量。我们建议综合足部护理至少包括专业足部护理，规范化化的患者教育和适当的鞋子，以及对患者足部的定期检查是基于对这些综述的分析。然而，在溃疡预防中，自我管理和外科干预的效应量最大，完整的综合方法也应包括这些。对于综合足部护理计划的所有方面，遵守建议可增加获益，在与患者沟通时应给予足够的重视综合考虑，最先进的综合足部护理可预防高达 75% 的糖尿病足溃疡。

我们没有发现综合足部护理的成本和成本效益信息。然而，一份来自美国的出版物表明，美国一个州取消了关于足科医师给予预防性治疗的财政支持后，糖尿病足溃疡的住院率增加。另外两项研究表明，引入综合足部护理（包括溃疡预防和溃疡治疗）后，截肢率降低。

综合足部护理应由经过充分培训的专业医护人员提供。有足部溃疡风险的糖尿病患者，如果没有糖尿病足病专业知识的专业人员护理，应将其转诊至综合足部护理服务机构。以医疗保健专业人员为目标的教育干预，目的是提高每年足部检查的完成率，并提高未每天参与糖尿病足护理的医疗保健专业人员的知识可能很重要，但这种教育的有效性尚不清楚。提供综合足部护理的团队可以对初级或中级护理的医疗保健专业人员进行教育外展活动。然而，小组应该认识到，这种教育在知识提高和每年足部检查方面的作用是有限的，可能需要经常重复。

由经过充分培训的专业医护人员进行综合足部护理的获益大于此类治疗的潜在危害。我们认为患者很可能更喜欢一体化的足部护理，而不是由不同的医疗保健专业人员分别进行这种护理，或者根本不接受。我们认为组成综合足部护理的各种干预措施的综合效应量较高。尽管证据的质量较低，考虑到描述的其他优势，我们认为我们的推荐是有力的。

7. 注意事项

（1）本指南中的建议针对的是治疗糖尿病足病的医护人员。然而，这些专业人员在医疗系统或组织内治疗患者，这本身可能对结果产生影响。虽然没有这方面的直接证据，但间接证据来自荷兰增加的足科医师和多学科团队的影响，这导致下肢截肢减少。另一项研究显示，在美国的医疗保险中，足科护理的中止导致糖尿病足病住院率增加。两项研究均指出医疗保健机构在糖尿病足护理中的潜在重要性，包括溃疡预防。我们建议卫生保健系统包括我们实用指南中描述的足部护理的多层次，患者可以毫不拖延地从初级保健转诊到二级保健，并在系统内报销基于证据的预防干预措施。此外,所有的医疗保健专业人员应接受适当培训,以便对患者进行分诊,确保他们得到正确的专业人员的治疗。在医疗体系的这些方面进行投资对于为高危患者提供充分的预防性足部护理非常重要。本指导原则并不是为政府或其他机构投资于医疗机构而编写的,但我们希望政府和管理者投资于促进这些特征的医疗系统。

(2)本指南中的所有推荐仅针对 IWGDF 危险分层系统内的 3 个分层(表 2 - 1)。当建议患者进行矫形或手术干预时,给出了与既往溃疡部位(如足底与非足底,趾与前足)或是否存在足部畸形相关的一些规范。然而,同一分层的患者之间存在许多差异,并且可能限制在适当的时间为患者提供正确的治疗。目前还没有针对这类个性化药物及其预防糖尿病足溃疡效果的研究,这意味着无法提出具体的个性化建议。在不久的将来,随着医学界越来越多地转向医疗问题的个性化解决方案,这种情况可能会有所改变。

(3)大多数推荐的一个重要因素是患者对其的依从性。正如我们在之前的指南中指出的,坚持干预已被证明在预防足溃疡方面至关重要,并且一致报告未坚持的患者溃疡发生率较高。一些初步研究调查了改善依从性的方法,但仍迫切需要更加关注改善预防性糖尿病足治疗依从性的方法的开发、评价和实施。

(4)在全球日常临床足部医疗实践中,最常见的两种预防措施可能是足部筛查(推荐 1 和 2)和规范化教育(推荐 5)。尽管这些推荐在临床足部实践中广泛应用,但这些推荐背后的证据却很少。足部筛查的频率仅基于专家意见,尚未充分研究规范化教育。缺乏效果并不意味着这些干预措施不起作用,但需要更多的研究来提供更有力的证据基础。

(5)本指南中所描述的任何干预措施均未对成本和成本效益进行研究,有必要对成本方面给予更多关注。虽然一些干预措施在个人层面上相对便宜(如足部筛查),但考虑到数百万糖尿病患者,在社会层面上可能成本高昂。其他干预措施在个体水平成本较高(如定制鞋),但将溃疡复发风险降低至预期在社会水平可节约成本的水平。这方面还需要更多的研究。

8. 未来研究议程

基于我们系统综述中确定的证据差距,以及本指南中提出的推荐和考虑,我们认为以下主题是未来研究的最重要主题：

（1）一种最先进的综合足部护理方法，结合了本指南中推荐的最新干预措施，迄今尚未对预防足部溃疡的有效性进行调查，而各种干预措施的效果大小表明，高达75%的足部溃疡是可以预防的。这需要在精心设计的随机对照试验中进行研究。

（2）目前的治疗推荐是基于分层医疗保健。未来的研究需要探索更个性化的药物方法在糖尿病足溃疡预防方面的潜力，以便在正确的时间向正确的人提供正确的治疗。

（3）医疗组织和医疗机构可能在溃疡预防中发挥重要作用，但尚未对此进行研究。

（4）规范化的教育被许多人认为是足溃疡预防计划的一个关键方面，但其确切效果如何以及哪种教育方法效果最好仍不清楚。未来的研究应该评估各种教育干预的效果，以及提供教育的频率。这包括但不限于同行或卫生专业人员的动机行为干预、电子健康应用和（在线）社会支持系统。

（5）坚持治疗对达到预防溃疡的最佳可能结果至关重要，但如何提高依从性尚不清楚。需要研究有可能改善依从性的干预措施。这些干预措施可能包括辅助技术、教育干预或鞋子技术解决方案。

（6）旨在预防足溃疡的干预措施的成本和成本效益需要研究。周围神经病变是糖尿病患者发生足溃疡的最重要危险因素，但对神经病变的预防或治疗研究甚少。需要在这方面有更强的研究重点。

（7）缺少关于谁、如何以及何时筛查足部溃疡风险的可靠数据。关于预防首次足部溃疡的干预措施益处的高质量数据很少。由于既往无溃疡人群的足部溃疡发生率相对较低，因此需要有针对性地选择大量患者，尚不清楚获益是否大于危害和成本。迫切需要进行研究，以更好地确定受益于预防性干预措施的患者类别以及应包括哪些特定类型的干预措施。

（8）虽然有一些证据支持对选定患者进行手术干预以预防复发性溃疡，但这些干预措施并非没有风险。与保守方法相比，这些手术方法在预防溃疡方面的确切作用仍不清楚，需要适当设计的对照研究。

第2节 指 南 解 读

在有发生足溃疡风险的糖尿病患者的足部护理中实施循证预防治疗时，可以显著降低糖尿病足病的全球患者数量和经济负担。降低溃疡风险的同时也降低了这些患者感染、住院和下肢截肢的风险。在未引起临床医师和研究人员最大关注的同时，预防足部溃疡是预防糖尿病患者严重发病和死亡的最佳方法。遵循本指南中的预防性治疗建议将有助于医疗保健专业人员和团队更好地护理存在溃疡风险的糖尿病患者。无论是在初级保健工作的还是在糖尿病足门诊工作的医疗从业者，应推进监测形式的发展（例如，登记、路径），以尝试改善有足部溃疡风险的患者的结局。

本指南是关于预防糖尿病患者足部溃疡的指南，并更新了 2015 年 IWGDF 预防指南。指南建议每年对溃疡风险极低的患者进行保护性感觉丧失和外周动脉疾病筛查，对风险较高的患者进行额外风险因素的高风险筛查。为了预防足部溃疡，教育高危患者进行适当的足部自我护理，并治疗足部的任何溃疡前期体征。指导中高危患者正确配戴可调节的治疗鞋，并考虑指导患者监测足部皮肤温度。定制矫形鞋，证明有足底压力在步行缓解作用，以防止足底溃疡复发。对于活动性溃疡或即将溃疡非手术治疗失败的患者，考虑手术干预；不建议使用神经减压术。为高危患者提供一体化足部护理，防止溃疡复发。遵循这些推荐将有助于医疗保健专业人员为有足部溃疡风险的糖尿病患者提供更好的护理，增加无溃疡天数，减少糖尿病足病的患者和医疗保健负担。

足部溃疡是糖尿病的主要并发症，与较高的发病率和死亡率以及巨大的经济成本相关。糖尿病足溃疡的终身发病率为 19%～34%，年发病率为 2%。成功愈合后，糖尿病足溃疡（DFU）的复发率在一年内为 40%，3 年内为 65%。因此，预防 DFU 对于减少患者风险和由此造成的社会经济负担至关重要。并非所有糖尿病患者都有溃疡风险。主要风险因素包括：保护性感觉丧失（LOPS）、外周动脉疾病（PAD）和足部畸形。此外，足部溃疡史和任何水平的下肢截肢进一步增加了溃疡风险。一般而言，不存在上述任何风险因素的患者似乎不存在溃疡风险。

如果患者没有风险因素，则发生足溃疡的发生率非常低。因此，本指南仅包括专门针对高危患者足部溃疡预防的干预措施。预防足溃疡的各种干预措施或用于临床，或已进行科学研究。我们确定了预防的5个关键要素：①识别危险足部；②定期检查和检查危险足部；③教育患者、家庭和医疗保健提供者；④确保常规穿戴合适的鞋子；⑤治疗溃疡的风险因素。

本次更新的指南中，每项推荐要点均从足部溃疡的风险等级出发，进行推荐指导，对风险较高的患者进行额外风险因素的高风险筛查，可以预防足部溃疡，结合我国国情，糖尿病足的工作重心应防大于治，同时对于高危患者提供一体化足部护理，可防止溃疡复发，增加了患者无溃疡天数，减少糖尿病足患者的医疗负担。对于基层医院如社区医院，应开展糖尿病患者的足部筛查工作，从而监测和改善有足部溃疡风险的患者的结局。我国基层医疗水平存在地域化差异，开展足病筛查应因地制宜，基层初级保健工作开展的力度直接决定了糖尿病足溃疡患者病情的发展趋势。

笔者所在医院，应用外科技术手段治疗溃疡的风险因素，如体外循环加压灌注技术，对患肢动脉进行加压灌注，扩张下肢动脉循环，改善下肢血供。通过体外循环系统对缺血下肢进行加压灌注可以增加动脉直径、提升组织及血清标本中血管内皮生长因子蛋白表达量，从而促进毛细血管新生提高毛细血管密度，进而产生改善下肢血运的作用，为糖尿病足前期患者提供了一种有效的预防手段。另外腰交感神经毁损术被应用于糖尿病足周围神经病变的治疗。腰交感神经毁损后，血管扩张、微循环改善，阻断痛觉信号的传导，加快致痛物质的清除，进而起到治疗下肢疼痛性疾病的作用。由于腰交感神经的解剖位置，临床常选择腰2交感神经进行毁损。腰交感神经毁损的方法包括：手术切除、化学性腰交感神经毁损和物理毁损法；目前最常用的方法是化学性腰交感神经毁损。腰交感神经损毁术治疗糖尿病足前期肢体麻木发凉或者疼痛症状安全、可靠。腰交感神经损毁通过神经的阻断使下肢末梢血管扩张，血流增加，改善局部微循环，促进侧支循环的建立，同时阻滞感觉神经，防止疼痛刺激诱发的小血管痉挛，并能提高局部组织的抗炎作用。对于糖尿病性周围神经病变患者，此种方法效果肯定，安全有效。

附：词汇表

1. 丰富的胼胝：由经过适当培训的医疗保健专业人士评估胼胝组织，需要清创以降低溃疡风险。

2. 依从性：患者的行为在多大程度上符合医疗保健提供者的约定治疗建议，尽可能量化表示；例如，使用规定干预（或对照药物）的时间、步骤或实例比例。

3. 经过充分培训的医疗保健专业人士：根据国家或地区标准，具备执行特定任务（筛查、检查或管理有足部溃疡风险的糖尿病患者）的知识、专业技术和技能的人员。

4. 定制鞋垫：使用 2D 或 3D 的足部印模为个人的足部定制的鞋垫，通常在多层结构中构建。这也可能包含其他特征，例如跖骨垫或跖骨体。鞋垫设计符合脚的形状，提供缓冲和足底压力的重新分布。术语"鞋垫"也被称为"内衬"或"内衬"。

5. 定制（医用级）鞋：当一个人不能安全适应预制（医用级）鞋的时候，为一个人独特制造的鞋。其用于适应畸形和缓解足底和足背风险部位的压力。深入的评估，多重测量，印象或模具，以及一个人的脚和脚踝的积极模型，通常需要制造。这种鞋包括一个定制的鞋垫。又称"订制鞋"或"矫形鞋"。

6. 超深度鞋：为了适应畸形（如爪/锤趾）和/或为厚鞋垫留出空间而制造的具有额外深度和体积的鞋。与现成的鞋相比，通常增加至少 5 毫米（约 3/16 英寸）的深度。甚至更大的深度有时提供在鞋被称为双深度或超深度。

7. 足部畸形：见 IWGDF 定义和标准文件。

8. 足部相关运动：任何专门针对足部或下肢进行的旨在改变足部功能的体育锻炼。这些练习包括足部和踝关节肌肉的伸展和加强以及诸如平衡和步态训练等功能性练习。这些练习由物理治疗师或经过类似充分培训的医疗保健专业人士提供和/或监督。

9. 足部自我护理：患者可在家中进行足部护理干预，包括但不限：足部检查、洗脚、脚趾间小心擦干、剪甲、使用润肤剂润滑皮肤、不使用化学试剂或膏药去除胼胝、鞋部检查、避免赤脚或仅穿袜子或穿薄底拖鞋行走、避免穿紧身袜子、避免接触过多冷热。

10. 足部自我管理：患者可在家中使用的高级辅助干预措施，包括但不限：家庭监护系统、生活方式干预、远程医疗、技术应用、同伴支持计划。

11. 鞋：广义上指任何鞋具，包括鞋垫。

12. 改良鞋：对现有鞋进行改良，以达到预期治疗效果，例如：减压。

13. 袜子：任何类型的长袜或袜子。详见袜子或袜子。

14. 鞋内（半）硬质矫形器：用于放置在鞋内以降低压力或改变足部功能的装置。可以是预制的，也可以是定制的。

15. 关节活动受限：见 IWGDF 定义和标准文件。

16. 医用级鞋：满足个人特殊需要的鞋。可以是预制（见"预制医用级鞋"）或定制（见"定制医用级鞋"）。也称为 pedorthic 鞋。

17. 现成鞋：未经改良且无预期治疗功能的现成鞋。首选术语是预制鞋。

18. 预制医用级鞋：在提供额外深度、多种宽度配件和设计以适应更广泛脚型的功能的基础上，满足个人特定需求的预制鞋。其他特征可能包括改良的鞋底、紧固件和光滑的内衬。这种鞋通常是在专业鞋店。

19. 预制鞋垫：一种"现成的"平面或塑形鞋垫，不考虑患者足部的形状。

20. 鞋后跟：最后用于制作鞋类。鞋面是成型的或拉在鞋面上的。最后一个形状定义了鞋的形状，包括外底形状，鞋跟高度和脚趾弹簧。对于现成或预制鞋，一般使用不同尺寸的成品。

21. 拖鞋：低切，开放式的鞋，很容易滑到脚上。包括薄底拖鞋和拖鞋（人字拖）。袜子：用羊毛、棉或尼龙编织而成的脚和腿下部的衣服。

22. 长袜：紧贴脚和小腿的衣服，通常有弹性。包括医用压力袜。

23. 规范化教育：以规范化方式提供的任何教育形式。这可以采取多种形式，如一对一的口头教育、动机性访谈、教育小组会议、视频教育、小册子、软件、测验以及通过动画绘画或描述性图像进行的图像教育。

24. 治疗鞋：设计成具有某种治疗效果的鞋的通称，这种治疗效果是传统鞋所不能提供的。定制鞋或凉鞋、定制鞋垫、超深度鞋以及定制或预制医用级鞋都是治疗鞋的例子。

25. 脚趾矫形器：一种鞋内矫形器，可改变脚趾的功能。

26. 负重活动：通过支撑人的体重使足部负重的活动，并尽可能定量地表示。包括行走和站立。

第三章

IWGDF 关于糖尿病患者足部溃疡减压的指南解读

第1节　指　南　简　介

1. 减压装置

PICO：在足底 DFU 患者中，与可拆卸减压装置相比，非可拆卸减压装置是否能够有效治疗 DFU？

推荐 1a：患有糖尿病和神经性足底前足或中足溃疡的患者，使用具有连接适宜足底装置的不可拆卸的及膝减压装置作为减压治疗的首选，以促进溃疡的愈合。（推荐强度：强；证据质量：高）

理论依据：不可拆卸及膝减压装置包括全接触石膏（TCCs）和不可拆卸助行器。TCCs 是定制的、及膝、不可拆卸的装置，不可拆卸助行器是预制的及膝装置，可拆卸的助行器应用一层石膏或系带缠绕而呈现不可移动的装置。这些助行器包含了一个标准的鞋垫系统，或者增加了一个（定制）的鞋垫系统。在任何情况下，与适宜足底装置连接是需要的，这意味着峰值压力在溃疡部位得到充分的分布和减低。与其他减压干预相比，不可拆卸减压装置为治愈 DFU 提供了几项益处，包括足部和小腿压力更好地再分布以及强制黏附。这些因素使不可拆卸减压装置在足溃疡的愈合中起重要作用。

我们更新的系统综述识别出 5 项关于该主题的对照试验的高质量荟萃分析，纳入的试验荟萃分析之间存在许多重叠。所有研究均发现，与可拆卸装置（可拆卸减压装置或鞋子）相比，不可拆卸减压装置显著改善了神经性足底前足溃疡的愈合结果。对报告相对风险的荟萃分析，他们发现不可拆卸减压装置治愈神经性足底前足溃疡的可能性比可拆卸装置高 17% ~ 43%（$P < 0.05$）。对于报告患者的愈合时间，他们发现不可拆卸装置比可拆卸装置使愈合溃疡快 8 ~ 12 天（$P < 0.05$）。我们得出的结论是，不可拆卸及膝减压装置具有明显优于可拆卸减压装置的愈合优势。证据质量被评定为高。

不可拆卸装置可能的不良反应包括肌肉无力、跌倒、由于装配不良导致的新溃疡，以及由于配戴器械时获得性肢体长度差异导致的膝关节或髋关节投诉。可以考虑将对侧肢体的鞋子抬高，以尽量减少这种获得性肢体长度差异。在大多数随机对照试验（RCT）中，不良事件类型的广泛差异、相对较小的样本量和较低的报告事件发生率妨碍了不可移除和可移除器械之间的统计学检验。然而，2 项荟萃分析报告皮肤浸润或治疗中止（不良事件组合、自愿退出或失访）无差异。此外，6 项RCT 描述了较低的不良事件总体发生率（0 ~ 20%），在不可拆卸器械和可拆卸器械之间，这些事件没有明显差异，包括跌倒、浸渍、擦伤、新溃疡、感染和住院。尽管如此，临床医师和其他卫生保健提供者仍然应该意识到这些不良事件。我们得出结论，不可拆卸和可拆卸卸载器械的损害发生率相似，均较低。

不可拆卸减压装置可能的不良反应包括肌肉无力、跌倒、由于装配不良导致的新溃疡，以及由于配戴装置时获得性肢体长度差异导致的膝关节或髋关节症状。可以考虑为对侧肢体增加垫鞋，以尽量减少这种获得性肢体长度差异。在大多数随机对照试验（RCT）中，不良事件类型的广泛差异、相对较小的样本量和较低的报告事件发生率妨碍了不可拆卸和可拆卸装置之间的统计学检验。然而，两项荟萃分析报告皮肤浸润或治疗中止（不良事件组合、自愿退出或失访）无差异。此外，6 项RCT 描述了较低的不良事件总体发生率（0 ~ 20%），不可拆卸装置和可拆卸装置之间这些事件没有明显差异，包括跌倒、浸渍、擦伤、新溃疡、感染和住院治疗。尽管如此，临床医师和其他卫生保健提供者仍然应该意识到这些不良事件。我们得出结论，不可拆卸和可拆卸减压装置的损害发生率相似，均较低。

许多患者不喜欢不可拆卸的及膝减压装置，因为他们限制日常生活活动，如走路、睡觉、洗澡或驾驶汽车。2 项 RCT 报告了患者偏好，其中一项 RCT 报告患者对不可拆卸装置的满意度低于可拆卸减压装置，另一项 RCT 报告患者满意度或舒适度无差异。一项大型卫生技术评估报告了对 16 例 DFU 患者的定性访谈，这些患者熟悉各种减压装置。他们发现，患者在了解不可减压装置的愈合受益后，将不可拆卸减压装置评定为更理想，即使他们认为可拆减压装置更舒适，允许更大的自由度和移动性。由调查和流行病学研究显示，在临床实践中 TCCs 的使用率较低，使用不可拆卸和可拆卸助行器类似。我们得出的结论是，患者和临床医师对不可拆卸和可拆卸减压装置的偏好可能相同。

2 项 RCT 报告了成本，其中 1 项发现不可拆卸和可拆卸助行器的一次性装置/材料成本高于 TCCs，另 1 项发现 TCCs 和不可拆卸助行器在治疗过程中的费用低于可拆卸助行器。一项大型卫生技术评估研究对文献进行了系统综述，未发现关于不可拆卸减压装置经济学评价的论文。作者随后使用现有文献和专家意见进行了他们自己的成本效益分析，结果显示，与可拆卸助行器（$1629）和治疗鞋（$1934）相比，不可拆卸助行器（$876）和 TCCs（$1137）的每名患者治疗三个月的成本（包括所有装置/材料、敷料、会诊、劳动力、并发症成本等）最低。他们得出的结论是，不可拆卸助行器和 TCCs 优于其他减压干预，因为它们比可拆卸助行器和治疗鞋更便宜、更有效。他们还进行了成本效用分析，结果显示，与可拆卸助行器（$4005）和治疗鞋（$4940）相比，不可拆卸助行器（$2431）和 TCCs（$2924）每例患者 6个月治疗的成本（包括所有治疗成本和溃疡愈合的健康收益和生活质量）再次降至最低。我们得出结论，不可拆卸减压装置比可拆卸减压装置更具成本效益。

主要根据专家意见，使用不可拆卸的及膝减压装置的禁忌证包括存在轻度感染和轻度缺血、中重度感染和中重度缺血或重度渗出性溃疡。关于感染和缺血的定义，我们参考了 IWGDF 感染和 PAD 指南以及 IWGDF 定义和标准文件。我们在这一领域未发现 RCT 纳入了有这些疾病的受试者，似乎是出于安全性原因。然而，我们确定了对照和非对照研究，表明在轻度感染或轻度缺血的患者中没有额外的不良事件。一项低质量系统综述研究了 TCCs 用于缺血患者的大部分非对照研究，推荐 TCCs 安全使用的 ABI 阈值 >0.55。使用不可拆卸的及膝减压装置也可能导致跌倒风险增加，几项研究报告了使用及膝减压装置的 DFU 患者的异常步态变化和失衡。但是，在上述 RCT 中，在配戴不可拆卸及膝减压装置的患者之间，报告与跌倒相关的不良事件没有增加。此外，研究踝足矫形器（与及膝减压装置具有功能相似性的装置）的研究表明，踝足矫形器可能有助于改善老年神经病变患者的平衡并减少跌倒。未来的研究应特别研究及膝减压装置对跌倒风险的影响，我们建议跌倒风险评估应按患者逐个进行。

总之，荟萃分析的证据质量较高，即使个体 RCT 的证据质量各不相同。所有荟萃分析均支持使用不可拆卸的及膝装置胜于使用不可拆卸的减压装置来治愈不存在感染或缺血的神经性足底前足溃疡。这些好处超过了低发生率的伤害，并具有积极的成本效益和混合患者偏好使用不可拆卸减压装置超过可拆卸的，我们将这一建议等级评为强。我们参考推荐 7a、7b 和 7c 来治疗受感染或存在缺血的 DFU。

PICO：在足底 DFU 患者中，与其他不可拆卸的及膝减压装置相比，完全接触石膏（TCCs）是否能够有效治愈 DFU？

推荐 1b：当使用不可拆卸的及膝减压装置治愈神经性足底前足或中足溃疡的糖尿病患者时，使用完全接触石膏或不可拆卸的及膝助行器，根据可用资源、技术人员技能、患者偏好和足部畸形程度进行选择。（强；中度）。

理论依据：数十年来，TCCs 一直被认为是治愈神经性足底前足溃疡减压干预的金标准。我们之前的指导原则将推荐范围扩大到不可拆卸减压装置，包括 TCCs 和预制可拆卸及膝助行器，通过连接适宜足底装置实现不可拆卸。但是，之前的指导原则没有提供哪一个更适合使用的建议。

我们更新的系统综述识别出 1 项关于该主题的高质量荟萃分析，包括 3 项高质量 RCT。荟萃分析发现使用 TCCs 和不可拆卸助行器愈合的溃疡无差异（$P=0.82$）。另一项低质量 RCT 也发现 TCCs 与不可拆卸及膝助行器在溃疡愈合（$P=0.99$）或愈合时间（$P=0.77$）方面无显著差异。然而，这 4 项 RCT 均未基于等同性的样本量计算。因此，个体 RCT 的非显著性结果可能反映了检测差异的统计学可信度较低，尽管荟萃分析本应具有足够的可信度。我们的结论是，TCCs 和不可拆卸的及膝助行器治疗 DFU 同样有效。

由于愈合结果相似，我们分析了对足底压力和负重活动的替代结局的影响。一项 RCT 发现，与溃疡部位（91% *vs.* 80%）、前足（92% *vs.* 84%）和中足（77% *vs.* 63%）的 TCCs 相比，及膝助行器中赤足压力基线的足底压力降低显著更大（所有，$P < 0.05$），但后足无差异（$P = 0.11$）。然而，几项非对照的受试者内研究发现，与溃疡部位、拇指和前足的 TCCs 相比，及膝助行器的足底压力降低与标准鞋基线相比无显著差异。我们没有发现研究负重活动的对照研究。我们认为 TCCs 和不可拆卸的及膝助行器在减少足底压力方面有类似的效果。3 项高质量 RCT 报告了 TCCs 和不可移动膝高助行器的不良事件，未发现显著差异（$P > 0.05$）。此外，一项荟萃分析发现，这两种器械的治疗中止无显著差异（$P = 0.52$）。虽然不良事件和治疗中止的数量较少可能导致检测差异的可性度较低，但我们认为这些器械的损害水平同样较低。相同的 RCT 报告了患者偏好。

1 例报告显示与 TTCs 相比，患者对不可拆卸及膝助行器的满意度较高（$P < 0.05$），另一组无差异（$P > 0.05$）。其中两项随机对照试验还发现，与不可拆卸及膝助行器相比，使用和移除 TCCs 的时间要长得多（最多 14 分钟，$P < 0.01$）。我们的结论是，患者和医师对这两种设备的偏好是混合的。

4 项 RCT 报告了使用 TCCs 或不可拆卸及膝助行器的费用。1 项低质量 RCT 报告 TCCs 的一次性装置/材料成本低于不可拆卸式减压装置（$20 *vs.* $35，$P < 0.01$）。其他 3 项高质量 RCT 报告称，不可拆卸及膝助行器的治疗费用低于 TCCs。一例报告称，装置/材料成本较低（$158 *vs.* $211，$P = $未报告），另一例报告称，所有减压治疗成本（即，装置/材料、石膏更换、敷料、石膏技师工资）均显著较低（$162 *vs.* $727，$P < 0.001$），第 3 例报告称，与 TCCs 相比，不可拆卸助行器的平均治疗成本显著较低（欧元 83 *vs.* 欧元 243，$P < 0.05$）。卫生技术评估的成本效益分析显示，每名患者 3 个月治疗的费用，不可拆卸助行器低于 TCCs（$876 *vs.* $1137）。当成本和愈合概率超过 1000 例 DFU 患者建模时，他们报告 TCCs 可愈合 15 处以上溃疡（741 *vs.* 726），但成本为 260420 美元，高于不可拆卸及膝助行器（1.137 万美元 *vs.* 0.876 万美元）。因此，从基于人群的角度来看，他们认为，与使用不可拆卸助行器

相比，每增加 1 例治愈使用 TCCs 的 DFU，将需要 17923 美元的服务，因此在大多数服务中成本效益不会更高。同一研究在成本－效用分析中发现，不可拆卸助行器的 6 个月治疗费用低于 TCCs（$2431 $vs.$ $2924）。我们得出的结论是，不可拆卸的步行者通常比 TCCs 更具成本效益。

总之，基于对 3 项高质量 RCT 的高质量荟萃分析显示，TCCs 与不可拆卸及膝助行器之间的愈合结果一致，并且需要更大规模的试验来检验等效性，我们将证据质量评定为中等。此外，考虑到足底压力获益和不良事件的等效性，以及不可拆卸及膝助行器的轻微偏好和较低的成本，我们将该建议分级为"强"。但是，我们建议根据装置/材料（即资源）的可用性、可用石膏技师的技能、装值适合任何足部畸形水平（即患有严重畸形足的 TCCs）和患者偏好选择 TCCs 或不可拆卸及膝助行器。

PICO：在足底 DFU 患者中，与其他可拆卸减压装置相比，可拆卸及膝减压装置是否能够有效治疗 DFU？

推荐2：对于患有糖尿病和神经性足底前足或中足溃疡且存在禁忌证或不耐受不可拆卸的及膝减压装置的患者，考虑使用具有连接适宜足底装置的可拆卸及膝减压装置作为减压促进溃疡愈合的第二选择。此外，鼓励患者始终配戴该装置。（弱；低）

理论依据：在某些情况下，患者禁忌使用（参见推荐 1 的理论依据）或不能耐受不可拆卸的及膝减压装置。患者不耐受的原因可能包括拒绝配戴该装置或患者的情况不支持其使用，如无法将该装置作为患者工作的一部分。可拆卸及膝部减压装置可以解决这些情况。可拆卸及膝装置以与不可拆卸及膝装置相似的方式重新分布峰值压力，尽管一项研究显示在 TCCs 双壳并可拆卸后行走期间峰值压力较高。可拆卸及膝装置也比可拆卸的及踝减压装置（如及踝助行器、前足减压鞋、半鞋、铸型鞋或术后凉鞋）更有效。

我们的系统综述识别出了一项高质量的荟萃分析，其中包括两项低质量 RCT，并发现可拆卸的及膝和及踝减压装置（康复鞋或鞋底）之间的足底前足溃疡愈合比例没有差异（$P = 0.20$）。最近的一项高质量 RCT 也发现，在 12 周（$P = 0.703$）或 20 周（$P = 0.305$）时，可拆卸及膝装置（双壳 TCCs）与可拆卸及踝石膏固定鞋或前足减压鞋之间的足底前足溃疡愈合无差异。然而，作者注意到在基线对比时，可拆卸及膝装置组比两组及踝高装置组有更严重的深层溃疡（University of Texas grade2）（$P < 0.05$）。所进行的 RCT 均不具备实质等同性。我们从现有证据中得出结论，可拆卸及膝和可拆卸及踝减压装置对愈合神经性足底 DFU 的作用相似。

由于装置之间的愈合结局相当，我们评估了替代指标。一项高质量 RCT 发现，可拆卸及膝装置（双壳 TCCs）的足底压力相对于溃疡部位标准鞋基线水平的降低幅度大于可拆卸及踝石膏鞋或前足减压鞋（分别为 67%、47% 和 26%，$P = 0.029$）。几项学科内研究还发现，可拆卸及膝装置的前足足底压力降低程度大于可拆卸及踝。3 项 RCT 研究了负重活动。一项高质量的随机对照试验发现，可拆卸及膝装置（双壳 TCCs）和可拆卸及踝石膏固定鞋或前足减压鞋装置之间的平均每日步数没有差异（分别为 4150、3514 和 4447，$P = 0.71$），但是应该注意的是，该研究没有达到这一结果。另一项低质量 RCT 发现，与可拆卸及踝半鞋相比，可拆卸及膝装置的日常步数大幅但非显著减少（768 步 $vs.$ 1462 步，$P = 0.15$）。第三项低质量 RCT 发现，与穿着治愈鞋的患者相比，配戴可拆卸及膝装置的患者平均每日步数显著减少（1404 $vs.$ 4022，$P < 0.01$）。我们得出的结论是，可拆卸及膝装置比可拆卸及踝装置更有效地减少溃疡部位的足底压力和承重活动，因此，当配戴时更有可能治愈足底神经性前足溃疡。

可拆卸及膝减压装置的不良事件可能与不可拆卸及膝减压装置相同。然而，与及膝减压装置相比，及踝减压装置可能潜在的不良事件更少，因为它们有较低的或没有装置壁，可减少擦伤、小腿溃疡、不平衡和步态挑战风险，而且它们可能有较低的治疗中断率。包括 2 项低质量 RCT 的 1 项高质量荟萃分析发现，与可拆卸及踝装置相比，可拆卸及膝装置的治疗中断率更高（$P < 0.01$）。一项高质量 RCT 发现，可拆卸及膝减压装置与可拆卸石膏鞋或前足减压鞋之间的不良事件无差异（分别为 45%、30% 和 25%，$P = 0.377$）。此外，报告的事件多为轻微压力点、水疱和擦伤；严重住院和跌倒事件的数量较少（分别为 15%、5% 和 5%，P 未报告）。一项低质量 RCT 也未发现可拆卸及膝和可拆卸及踝减压装置之间新发溃疡或感染不良事件的差异（15% $vs.$ 13%，$P > 0.05$）。第三项低质量 RCT 报告两组均无不良事件发生。

我们得出结论，可拆卸及膝和可拆卸及踝减压装置之间的不良事件没有明显差异。

我们确定了一项低质量 RCT 报告偏好结果，发现配戴可拆卸及膝和可拆卸及踝减压装置之间，患者满意度、舒适度或再次配戴偏好无差异（$P > 0.05$）。同一项研究报告称，可拆卸及膝组比可拆卸及踝组更不依从（11% *vs.* 0 的参与者被视为不依从其装置，并作为脱落从研究中排除，P 未报告）。一项高质量 RCT 也报告称，与两种可拆卸及踝装置相比，可拆卸及膝减压装置的非依从性无显著更高（17%、5% 和 5%，$P = 0.236$）。我们得出的结论是，患者对可移动及膝和及踝装置的偏好相似，两种装置之间的不依从性似乎没有太大差异，尽管我们应该注意到，这些研究并没有被用来检测不同设备之间的不依从性差异。

1 项低质量 RCT 报告了成本，发现一次性装置成本对于可拆卸及膝减压装置（助行器）而言比及踝高减压装置（半鞋）更昂贵（$150 ~ 200 *vs.* $25 ~ 75，$P$ 未报告）。仅基于一项相当久远的研究，我们暂时得出结论，可拆卸及膝装置的治疗成本高于可拆卸及踝减压装置。

主要根据专家意见，使用可拆卸及膝减压装置的禁忌证包括同时存在中度感染和中度缺血，或重度感染或重度缺血。关于感染和缺血的定义，我们参考了 IWGDF 感染和 PAD 指南以及 IWGDF 术语表。

总之，基于在少数大多数低质量对照研究中愈合结果相似，但在这些研究和其他非对照研究中，足底压力减压和诱导行走活动减少较高，愈合潜力就较高，我们认为与可拆卸的及踝装置相比，更喜欢可拆卸及膝装置的证据较低。

此外，考虑到这种愈合获益，不良事件或偏好无明显差异，以及可拆卸及膝减压的不依从性和治疗成本略高，我们在建议中更倾向于使用可拆卸及膝高减压装置，但是推荐等级低，然而，由于此类装置是可拆卸的，并且存在不依从的可能，我们强调应（反复）教育患者依从配戴装置的获益，以提高装置的愈合有效性。

推荐 3：对于患有糖尿病和神经性足底前足或中足溃疡且存在禁忌证或不耐受不可拆卸的及膝减压装置的患者，使用可拆卸及踝减压装置作为减压促进溃疡愈合的第三选择。此外，鼓励患者始终配戴该装置。（强；低）

理论依据：总的来说，有证据表明，可拆卸和不可拆卸及膝减压装置的临床结果或愈合潜力优于及踝减压装置（参见推荐 1 和 2 的基本原理）。但是，可能存在禁忌证（见推荐 1 和 2 的基本原理）或患者不耐受配戴及膝高装置，如装置导致的步态不稳、石膏或装置壁擦伤或其他并发症，或患者拒绝配戴装置。另一个原因可能是缺乏可用的及膝减压装置。在这种情况下，可以考虑可拆卸及踝减压。这包括及踝的助行器、石膏鞋、半鞋、前足减压鞋，及术后治疗鞋和定制的临时鞋。

我们的系统综述识别出没有对照研究专门比较可拆卸及踝装置与传统或标准治疗鞋或其他减压干预的愈合有效性、替代愈合结果、不良事件、患者偏好或成本。

一些非对照研究表明，70%~96% 的足底溃疡可以在合理的时间内（平均 34 ~ 79 天）通过及踝可拆减压装置治愈，前提定期使用（68 ~ 72 天）。多项学科内研究也一致发现，各种可拆卸的及踝减压装置在降低前足足底压力方面比各种鞋类干预措施（定制、治疗性、超深度、常规或标准鞋类）更有效。未发现关于承重活动或依从性的研究。因此，我们的结论是，可拆卸的及踝装置比穿传统或治疗鞋，及其他非及膝减压干预时有更高的愈合潜力。

文献中尚未报告比较及踝减压装置与鞋类干预的不良事件。根据专家意见，我们认为及踝减压装置的不良事件发生率较低，与传统或治疗鞋相当。不良事件可能包括轻微擦伤、水泡、轻微步态挑战或不稳定，以及石膏固定不良造成新的溃疡。然而，应该注意的是，传统形式的半鞋，只支持中足和足跟，与前足减压鞋相反，由于存在中足骨折的风险，禁忌使用。

2 项研究报告了患者偏好。他们表明，及踝的助行器和标准鞋之间的患者舒适度相似，但与标准鞋相比，不同前足减压鞋的患者舒适度较低。最近有研究报道，当患者足跟垫高对侧腿以补偿腿长差异时使用及踝助行器的患者舒适度与运动鞋相似。根据专家的意见，患者可能更喜欢及踝的步行鞋，而不是前足减压鞋，因为后者有一个显著的摇椅外底，可能会导致步态问题。

我们发现没有研究比较及踝减压装置与传统或治疗鞋的成本。一些及踝减压装置（例如石膏鞋、前足减压鞋）的治疗成本可能较低，尤其是在治疗期间不需要更换。然而，治疗鞋的成本预计高于这些其他及踝装置。

总之，本建议的所有证据均来自横断面研究和专家意见，因此本建议的证据质量被评定为低。当权衡可拆卸及踝装置相对于传统或治疗鞋的潜在更高的治愈受益、足底压力的更好结果，以及预期的相似的低伤害发生率、患者偏好和成本时，我们将该建议分级为"强"。特别是对于资源缺乏或缺乏经过培训的石膏技术人员的国家，这些可拆卸及踝装置可能是治疗足底神经性前足溃疡的适当减压干预措施。

2. 鞋类

PICO：在足底 DFU 患者中，与其他（非手术）减压干预相比，传统或标准治疗鞋是否能有效治愈 DFU？

推荐 4a：对于患有糖尿病和神经性足底前足或中足溃疡的患者，指导患者不要使用传统或标准治疗鞋作为减压治疗，以促进溃疡愈合，除非没有上述减压装置。

理论依据：目前尚无研究显示传统或标准治疗鞋作为主要干预治疗神经性足底溃疡的疗效。在作为对比干预测试的少数研究中，证明传统或标准治疗鞋在降低机械应力和有效愈合神经性足底前足溃疡方面劣于其他减压装置（定制或预制、不可拆卸或可拆卸、及膝或及踝高装置）。2 项高质量荟萃分析发现，与治疗鞋相比，不可拆卸的及膝减压装置治愈神经性足底前足溃疡的可能性高出 62% ~ 68%（$P <$ 0.01）。另一项高质量荟萃分析（包括两项质量较低的 RCT）报告称，与治疗鞋相比，可拆卸装置治愈这些溃疡的可能性高出 76%，但差异不显著（$P = 0.184$）。未纳入荟萃分析的低质量 RCT 发现，TCCs、不可拆卸的及膝助行器或改良鞋之间的愈合率（$P = 0.99$）和愈合时间（$P = 0.77$）没有差异。

4 项低质量 RCT 报告了使用治疗鞋的不良事件，均与 TCCs 进行了比较。2 项研究发现，TCCs（0 ~ 4%）和鞋（0 ~ 4%，P 未报告）的擦伤或新溃疡比例相似，均较低。而另外 2 例发现 TCCs 感染比例（0 ~ 3%）低于鞋（19% ~ 26%）（$P < 0.05$）。一项高质量荟萃分析报告，与治疗鞋相比，接受 TCCs 治疗的患者因不良事件、自愿退出或失访等原因导致的治疗中止显著更多（$P = 0.003$）。

1 项低质量 RCT 报告了患者偏好，发现使用 TCCs 的患者和使用治疗鞋的患者在接受治疗评分方面没有差异（P 不显著）。一项低质量 RCT 报告，在治疗足部溃疡患者时，改良鞋的材料成本低于 TCCs 和不可拆卸助行器（分别为 \$7、\$20 和 \$35；

$P < 0.01$）。然而，上述大型卫生技术评估表明，治疗鞋的成本效益远远低于其他不可拆卸（TCCs 和不可拆卸及膝减压装置）和可拆卸减压装置（可拆卸步行者）。

综上所述，基于多项荟萃分析的数据，一致支持使用减压装置而不是传统或标准治疗鞋治疗神经性足底前足溃疡，我们将证据质量评定为中等。此外，基于不良事件的较差结果和使用治疗鞋的成本，以及相似的偏好结果，我们将该推荐评级为强。

3. 其他减压技术

PICO： 在足底 DFU 患者中，是否有任何与装置或鞋类无关的减压技术能够有效治愈 DFU？

推荐 4b： 在这种情况下，考虑使用毡状泡沫结合适合的传统或标准治疗鞋，作为减压治疗促进溃疡愈合的第四种选择。（弱；低）

理论依据： 尽管许多医师调查报告称其他减压技术使用率较高（尤其是毡制泡沫），但支持任何其他减压技术有效愈合神经性足底溃疡的证据有限。其他减压技术定义为旨在缓解足部特定区域（不是减压装置、鞋或手术方法）机械应力的任何干预。

我们更新的系统综述仅确定了 3 项关于其他减压技术治愈神经性足底溃疡的低质量对照试验。所有 3 项试验均研究了毡制泡沫垫。没有对照实验显示对于卧床休息、拐杖、轮椅、减压敷料、胼胝清创、足部相关力量和伸展运动或步态再训练以有效治愈 DFU。

1 项低质量 RCT 显示，与不使用毡制泡沫垫相比，术后鞋使用毡制泡沫垫的愈合时间明显更短。1 项低质量回顾性队列研究发现，术后鞋足部粘贴泡沫敷料、行走夹板或 TCC 之间的溃疡愈合或愈合时间无差异。此外，2 项学科内研究发现，与单独使用术后鞋相比，除术后鞋之外，毡状泡沫可在 1 周内适度降低足底压力。我们得出的结论是，与及踝减压装置结合使用的毡状泡沫可能比单独使用该装置更有效，以降低足底压力并治愈足底神经性 DFU。此外，我们认为，如果毡状泡沫与合适的传统或标准治疗鞋配合使用，而不是仅单独穿着鞋，则具有相同的有效性。

仅有的 2 项报告不良事件的对照研究发现，与单独使用及踝减压装置相比，使用毡制泡沫与及踝减压装置发生不良事件的水平相似，包括轻微皮肤撕裂/浸渍（10% *vs.* 20%）和新感染（25% *vs.* 23%）。未发现研究患者偏好或费用的对照研究；然而，患者可能更看重并更喜欢使用毡状泡沫作为易于使用的方式。毡制泡沫敷料的成本相对较低，但需要临床医师、患者、亲属或家庭护理护士频繁更换。基于所执行研究的证据，毡制泡沫可用于及踝减压装置，或者当没有减压装置时，除了适当穿戴传统或标准治疗鞋之外也可使用毡制泡沫。我们将合适的鞋类定义为为患者的足部形状和添加毡制泡沫提供足够的空间。如果在推荐 1 至 3 中提到的其他形式的减压装置不可用，则允许对溃疡进行一些减压治疗。尽管当患者不穿鞋时，将毡制泡沫固定在足部或鞋子或鞋垫上可提供一定程度的减压，但毡制泡沫固定在足部或鞋子或鞋垫上不会对愈合产生影响。

总之，基于少数低质量对照研究，以及在这些研究中难以确定毡制泡沫的附加效应，我们将证据质量评定为低。使用毡制泡沫发现的任何受益都可能超过损害。加上缺乏成本和患者偏好的信息，我们认为该建议的优势较弱。最后，根据进行的所有减压干预研究的证据和我们的专家意见，毡状泡沫可用于减压装置之外，或者如果没有可用的减压装置，毡状泡沫可与适合的传统或标准治疗鞋结合使用，作为减压愈合溃疡的第 4 种选择。但是，毡制泡沫不得用作单一治疗方式。

4. 手术减压治疗

PICO：在 DFU 患者中，与非手术减压干预相比，手术减压技术是否能有效治愈 DFU（O）？

推荐 5：糖尿病合并神经性足底跖骨头溃疡者，如非手术减压治疗失败，可考虑采用跟腱延长术、跖骨头切除术或关节置换术促进溃疡愈合。（弱；低）

理论依据：传统上认为手术减压技术用于非手术减压干预难以愈合的足底溃疡。这些技术改变了足部结构，因此为机械应力升高区域提供了一种更持久的减压解决方案，即使当患者未坚持配戴减压装置时。然而，手术减压可能会增加并发症的风险。手术减压定义为旨在缓解足部特定区域机械应力的外科手术，通常包括跟腱延长、跖骨头切除、截骨术、关节置换术、截骨术、外骨切除术、外固定、屈肌腱转移或肌腱切断术以及组织填充物（如硅胶或脂肪）。

我们更新的系统综述确定了一项关于该主题的高质量荟萃分析。该荟萃分析包括 2 项 RCT，1 项高质量和 1 项低质量，将跟腱延长和腓肠肌延长术与 TCCs 对照研究。发现溃疡愈合比例或愈合时间无差异。高质量的 RCT 确实发现了较小的影响，与单独使用 TCC 相比，TCCs 结合跟腱延长治疗踝关节跖屈的患者，在愈合的溃疡（100% $vs.$ 88%，$P = 0.12$）和愈合时间（40.8 天 $vs.$ 57.5 天，$P = 0.14$）上，没有统计学意义。4 项回顾性的非对照研究显示跟腱延长 3 个月内愈合率为 80% ~ 95%。

一项高质量 RCT 发现，与单独使用治疗鞋相比，跖骨头切除联合治疗鞋愈合的溃疡更多（95% $vs.$ 79%，$P < 0.05$），时间愈合更短（47 天 $vs.$ 130 天，$P < 0.05$）。3 项低质量回顾性对照队列研究也发现跖骨头切除术的愈合时间（21 ~ 350 天，$P < 0.05$）短于非手术减压干预（可拆卸助行器、康复鞋和治疗鞋）。此外，6 项非对照研究显示，在非手术治疗失败的患者中，单跖骨头切除术或全跖骨头切除术在跖神经性跖骨头溃疡愈合时间方面具有积极作用。

两项小型、质量较低的回顾性对照队列研究调查了除 TCCs 外的跖趾关节置换术，发现与不可拆卸减压装置（TCCs 或不可拆卸助行器）相比，愈合时间更短（24 ~ 43 天，$P < 0.05$）。4 项非对照研究显示，使用趾间或跖趾关节置换术治疗足底、足底外侧或足底背侧溃疡的愈合率为 91% ~ 100%。

应用这些手术技术的潜在危害包括术后并发症、感染、步态问题、急性 Charcot 神经骨关节病、跟腱断裂和转移性溃疡。报告不良事件的对照试验结果不一。其中包括跟腱延长足跟溃疡较单纯 TCCs 显著增加（13% $vs.$ 0，$P < 0.05$），但擦伤（13% $vs.$ 18%）、感染（3% $vs.$ 0）、截肢（0 $vs.$ 3%）、跌倒（7% $vs.$ 0）和死亡（10% $vs.$ 9%）的数量相似。大多数其他试验将手术技术与可拆卸减压装置或鞋子进行了比较，并发现在干预措施之间没有显著差异的不良事件的混合结果，包括感染（5% ~ 40% $vs.$ 13% ~ 65%）和截肢（5% ~ 7% $vs.$ 10% ~ 13%）（$P > 0.05$）。最近一项关于跖骨头切除术的低质量对照研究发现，与非手术减压对照相比，住院和感染数量显著减少，描述为"不负重，有时是专门的鞋类"（$P < 0.05$）。

只有 1 项对照研究报告了患者偏好，发现在愈合期间手术减压组的患者不适度较高（$P < 0.05$），但治疗后的满意度高于治疗鞋（$P < 0.01$）。我们没有发现调查成本的对照试验。通常认为手术干预的治疗费用高于非手术治疗，尽管一项研究显示跖骨头切除术和非手术治疗足底溃疡的费用无差异。

总之，有一些证据支持通过手术和非手术减压来改善足底溃疡的时间，这些足底溃疡在非手术治疗失败后被证明难以愈合。然而，基于每种手术干预的对照试验数量较少，这些试验的质量普遍较低，并且获益良莠不齐，我们认为该推荐的证据质量较低。当考虑到获益主要仅与愈合时间相关而与愈合比例无关时，尚不清楚获益是否大于潜在危害。患者在经过长时间不成功的非手术治疗（如使用及膝减压装置）后，可能会看重并更喜欢手术治疗。因此，我们认为该推荐的力度较弱。但是，我们建议在非手术减压治疗无法愈合足部溃疡时考虑手术减压。当存在严重缺血时，禁止手术减压；在这种情况下，应主要解决缺血问题。

推荐 6： 在糖尿病患者和神经性足底溃疡患者中，如果非手术减压治疗失败，考虑使用趾屈肌腱切断术以促进溃疡愈合。（弱；低）

理论依据： 最近有两篇系统综述涉及趾屈肌腱切断术对 DFU 结局的影响。两篇综述均识别出相同的 5 项非对照研究，其中一篇综述识别出第 6 项非对照研究。较大的系统综述报道平均 29.5 天的总愈合率为 97%。报告不良事件的大多数研究报告了中度感染（2%~7%）、转移病灶（5%~16%）、截肢（2%~9%）或溃疡复发（0~21%）。未报告患者偏好或成本结果。

虽然缺乏关于该主题的对照研究，但我们认为该手术是锤状趾和顽固性趾端溃疡患者（尤其是非手术治疗失败的患者）的一种有前途的干预措施。然而，该推荐的证据质量较低。趾屈肌腱切断术的潜在受益可能大于潜在损害。趾端溃疡经非手术治疗不愈合的患者可能更看重并更喜欢趾屈肌腱切断术治疗，该手术可在门诊进行，无须后续固定。尚未评价该手术的成本和成本效益。因此，我们认为这项推荐的力度较弱。

5. 其他溃疡

PICO：在足底 DFU 并发感染或缺血的患者中，哪种减压干预对愈合 DFU 有效？

推荐 7a：对于患有糖尿病和神经性足底前足或中足溃疡伴轻度感染或轻度缺血的患者，考虑使用不可拆卸的及膝减压装置，以促进溃疡愈合。（弱；低）

推荐 7b：对于糖尿病和神经性足底前足或中足溃疡伴轻度感染和轻度缺血，或中度感染或中度缺血的患者，考虑使用可拆卸及膝减压装置以促进溃疡愈合。（弱；低）

推荐 7c：在患有糖尿病和神经性足底前足或中足溃疡并伴有中度感染和中度缺血，或伴有重度感染或重度缺血的患者中，主要解决感染和（或）缺血，考虑根据患者的功能、活动状态和活动水平，采用可拆卸式减压干预，以促进溃疡的愈合。（弱；低）

理论依据：临床上见到的许多足底溃疡并非单纯神经性溃疡，而是存在一定程度的感染和（或）缺血。由于神经性和机械应力常引起并仍然影响这些溃疡，它们确实需要减压。然而，如果溃疡并发感染或缺血，医疗保健专业人员应更加谨慎地使用哪种减压以及何时使用。

如推荐 1 中所述，不可拆卸的及膝减压装置可考虑用于治愈神经性足底前足溃疡，其具有轻度感染、轻中度渗液或轻度缺血。对于需要频繁局部伤口护理或检查的中度至重度感染或重度渗出性溃疡，或对伤口愈合可能性存在疑问的中度至重度缺血，或同时存在轻度感染和轻度缺血时，不应使用不可拆卸的减压。可拆卸的及膝减压装置可考虑用于治疗溃疡，包括轻度感染和轻度缺血，或伴有严重渗出物、中度感染或中度缺血，这些都需要频繁的局部伤口护理或检查。但是，如果神经性足底前足溃疡同时并发中度感染和中度缺血，或者并发重度感染或严重缺血，则应首先处理感染或缺血，并根据患者的功能、行走状态和活动水平进行减压干预。

这些推荐的总体证据质量较低，因为其仅基于几项观察性研究、一些大型对照试验中这些并发症患者的小部分亚组的解释和专家意见，但这些足底溃疡仍需要减压愈合。此外，基于缺乏证据、缺少关于损害和获益的数据、患者偏好和成本，这些推荐的力度较弱。

PICO：在足底后足 DFU 患者中，哪种减压干预可有效治愈 DFU？

推荐 8：患有糖尿病和神经性足底足跟溃疡的人，考虑使用及膝的减压装置或其他减压干预，有效降低足跟的足底压力，并且患者可以耐受，以促进溃疡的愈合。（弱；低）

理论依据：神经性足底后足溃疡比前足溃疡发病率低，但更多地被认为是减压和愈合的挑战。关于减压干预治疗足底后足溃疡的证据很少。

我们更新的系统综述仅确定了一项对照研究，专门报告了足底后足溃疡的愈合结果。该低质量 RCT 报告，与使用治疗鞋的患者相比，使用 TCCs 的患者的溃疡愈合时间较短（69 天 *vs.* 107 天），但未报告统计学显著性。另一项高质量 RCT 比较了定制玻璃纤维足跟石膏与标准伤口护理在足跟溃疡患者中的应用，但其中大部分（72%）为非足底。作者未专门报告足跟溃疡。该 RCT 在非足底溃疡下讨论。

由于愈合效果有限，我们按照之前的推荐评估了替代措施，并确定了 3 个调查足底压力降低的对照试验。并确定 3 个对照试验研究足底压力降低。一项高质量的 RCT 发现，与穿及膝助行器的参与者相比，穿 TCC 的参与者后足足底压力较基线赤脚压力略有降低，但这种差异并不显著（54% *vs.* 40%，$P = 0.11$）。另一项高质量 RCT 发现，与单独使用 TCC 治疗的患者相比，接受跟腱延长术联合 TCC 治疗的患者的后足底压力显著增加（70.6 ± 28.1 *vs.* $55.8 \pm 30.7 N/cm^2$，$P = 0.018$）。另一项低质量的非随机对照试验报告称，在可拆卸的及踝助行器干预中，传统鞋的后足底压力较基线压力增加了 10%。

许多横断面学科内设计的研究也调查了不同减压干预对后足足底压力的影响。3 项研究比较了 TCCs 和及膝助行器，结果不一。一项研究发现，TCCs 的后足底压力降低幅度更大，另一项研究发现，及膝助行器的后足底压力降低幅度更大，还有一项研究发现，他们的减压效果相同。其他几项研究发现可拆卸及膝装置（walkers 和分壳 TCC）的后足跖压力降低程度略大于及踝装置（walkers、石膏鞋、术后康复鞋），但并非始终达到统计学显著水平。其他研究发现，与鞋（治疗和标准）相比，可拆卸的及踝装置可提供更大的后足底压力降低。足后跟减压鞋是专门设计来减压足后跟的，但至今还没有测试减压的效果。

治疗后足溃疡时，无对照研究专门报告不良事件。然而，一项 RCT 发现跟腱延长术联合 TCCs 愈合前足溃疡的新足底足跟溃疡发生率高于单独使用 TCCs，但未报告显著性（13% *vs.* 0）。否则，我们建议不良事件的不同减压干预将类似于那些愈合前足 DFU。因此，我们认为不可拆卸和可拆卸及膝装置的损害发生率相似，均较低，但潜在略高于可拆卸及踝装置。没有研究报道治疗足底后足溃疡的偏好或费用。

总之，有证据表明，与其他减压干预相比，使用及膝减压装置可能在愈合时间和降低足跟足底压力方面更有效。然而，基于一项比较亚组的低质量对照试验和几项非对照研究，我们将证据质量评定为低。考虑到与其他减压干预相比，对愈合时间和足底压力降低的影响较小，并且考虑到有关损害、患者偏好和费用的数据较少，我们认为该建议的力度较弱。因此，我们建议考虑使用及膝减压装置或任何其他减压干预，可以证明有效降低足跟足底压力。

PICO：在非足底 DFU 患者中，哪种减压干预可有效治愈 DFU？

推荐9：患有糖尿病和非足底足溃疡的人，根据足溃疡的类型和部位，使用可拆卸的及踝减压装置、改良的鞋类、足趾垫片或矫形器，以促进溃疡的愈合。（强；低）

理论依据：总体而言，关于如何治疗非足底足溃疡的证据非常少。尽管非足底 DFU 很普遍，也需要缓解机械应力。我们更新的系统综述仅确定了一项可部分解决该主题的对照试验。这一大型高质量 RCT 对比了定制的玻璃纤维鞋跟石膏在常规护理的基础上加上常规护理（"常规护理不统一"），这些患者大多（72%）患有非足底足跟 DFU。他们发现在溃疡愈合、不良事件或患者偏好方面没有差异，但确实发现足跟石膏的总成本较高。尽管非足底 DFU 患者占纳入患者的大多数，但 RCT 未报告非足底 DFU 的特定结果。

因此，在获得新的证据之前，根据非足底溃疡的位置，我们建议可以考虑各种方式，包括及踝减压装置、改良传统或治疗鞋、足趾垫片和矫形器。鞋类不一定是治疗用的，但是可以由合适的传统鞋子组成，这些鞋子可以预防，或者经过修改，可以预防直接与溃疡接触。所选择的方式应基于其防止任何机械应力或与溃疡接触的原理，并适合足部其他部位，以免产生新的病变。基于 RCT 和我们的专家意见，我们预期任何潜在损害（例如，足部上这些其他方式直接造成的病变）的可能性极小。与标准治疗相比，患者可能更喜欢使用这些方法治疗非足底足溃疡，因为与标准治疗相比，这些方法可以增加对溃疡的保护，而且使用这些方法的额外成本相对较低。总之，由于缺乏数据，我们认为该推荐的证据质量较低。但是，我们认为该建议的力度较强。这是基于我们的观点，即与单独的标准伤口治疗相比，这些方法将在 DFU 愈合、机械应力降低和患者偏好方面产生受益，这应该大于任何伤害或治疗的微小成本。

6. 主要争议和注意事项

（1）自上次指南以来，TCC 已不再是有效治愈足底前足溃疡的唯一"金标准"。预制的可拆卸及膝助行器被认为是不可拆卸的，在过去的 4 年中显示了更多的证据，与 TCC 同样有效。这改变了减压的传统观点，主要比较的是 TCC 与任何其他减压干预，但现在是不可拆卸及膝减压装置与其他减压干预。这对那些没有石膏材料或培训过石膏技术人员的环境有积极影响。在这些环境条件下，根据患者偏好和适合性，依靠正确使用预制可拆卸助行器使患者不可移动是适当的。

（2）在对 TCC 或不可拆卸及膝助行器的功效进行的大量研究中，使用了许多不同版本、类型和方法的装置和管型。这些不同版本的装置可能导致不同的结果和不同的成本。需要进行试验，将使用的这些不同版本的石膏或助行器相互比较，以便更明智的决定哪种石膏或助行器最适合用于不可拆卸及膝减压。

（3）同样，也有许多不同的减压装置被定义为"及踝减压装置"，如及踝助行器、前足减压鞋、石膏鞋、康复鞋、术后治疗鞋、定制临时鞋等。这些器械可以仅在踝上或踝下，预制或定制，并可能导致不同的结果和不同的成本。应更多地考虑研究这些及踝减压装置各自在治愈足部溃疡中的疗效，以确定这些装置中的哪一种对愈合和足底压力结果最有效，以便在临床实践中也可以做出更明智的决定，确定哪种类型的装置最适合用于可拆卸及踝减压。

（4）许多关于减压的 RCT 并不能直接衡量减压干预对溃疡上的机械应力已发生改变的程度。这样的测量不仅改善了我们对减压在愈合中作用的理解，也改善了其他结果。需要更加关注测量影响导致不同愈合结局的机械应力水平的因素，例如，足底压力、剪切应力、负重活动（包括步数和站立时间）和坚持使用减压装置。

（5）减压研究几乎完全集中在治疗非复杂性神经性足底前足溃疡。关于减压在治疗足底溃疡并发感染或缺血、后足溃疡或非足底溃疡中的价值的数据很少，尽管这些溃疡现在比几年前更常见。我们现在已经在单独的 PICOs 和建议中讨论了这些特定的足溃疡，这主要是基于专家意见。高质量的非复杂性神经性足底前足溃疡以外的减压性溃疡的研究仍然是迫切需要的。

（6）坚持干预是治愈足溃疡的关键。据一致报道，不坚持干预的患者愈合结果更差。无论是在研究还是临床实践中，都需要更加关注减压治疗依从性的测量和改善。

（7）手术减压主要用于治愈所选患者的足部溃疡，通常是在其他非手术减压干预失败的情况下。需要更多关于手术减压的高质量 RCT，以确定手术干预对非复杂性和复杂性足溃疡愈合的影响。

（8）关于伤害和其他不良事件的信息对于决定是否使用减压干预，以及如果使用减压干预，哪一个是至关重要的。大多数 RCT 不足以确定减压干预之间的不良事件是否存在任何差异。不太可能建立以检验不良事件作为主要结果的 RCT。然而，如果将来的试验用相同的定义收集相同的不良事件，则有可能在更多的同质性荟萃分析中汇总不良事件数据，从而更好地回答关于哪些干预措施导致更少或更多不良事件的问题。我们建议未来的试验确保根据 Jeffcoate 等推荐的标准定义收集不良事件。

（9）费用和成本效益在减压研究中也很少受到关注，尽管事实证明，通过有保险的医疗服务获得的补偿越来越依赖于已证明的成本效益。虽然自 2015 年以来，我们之前的指南已经进行了一些成本研究，但鉴于医疗成本控制的持续压力，仍有必要给予更多关注。

（10）指南所讨论的大多数干预措施来自气候相对温和的经济较发达国家的研究。虽然其中一些干预措施具有广泛的适用性，但是在低收入地区气候和/或资源可能是使用减压装置因素，需要更具体的指导溃疡愈合方法，坚持配戴该设备及其功效。

第2节　指　南　解　读

本指南是关于使用减压干预促进糖尿病患者足部溃疡愈合，并更新了既往IWGDF 指南。为了治愈糖尿病患者的神经性足底前足或中足溃疡，建议首选不可拆卸的及膝减压装置进行减压治疗。如果存在禁忌证或患者不能耐受不可拆卸的减压装置，可拆卸及膝减压和可拆卸及踝减压装置将分别被视为第二和第三选择减压治疗。合适的鞋类结合毡制泡沫可以被认为是第四选择减压治疗。如果非手术减压失败，建议考虑手术减压干预跖骨头和足趾溃疡。本次指南修正增加了新的推荐，使用减压治疗感染或缺血的溃疡，以及足底溃疡愈合（图 3 - 1）。减压可以说是治愈糖尿病患者神经性足底溃疡最重要的干预措施。

近一半的糖尿病患者患有周围神经病变，并导致足部保护性感觉丧失。在丧失保护性感觉的情况下，机械应力水平升高是糖尿病足溃疡的最常见原因之一。机械应力由负重活动重复循环期间积累的足底压力和剪切力组成。周围神经病变还可导致步态、足部畸形和软组织的进一步改变，均可进一步升高机械应力。因此，保护性感觉丧失和机械应力升高共同导致组织损伤和糖尿病足溃疡。

一旦形成糖尿病足溃疡，如果该区域未有效减压，愈合将延迟。通常需要多种干预才能有效愈合糖尿病足溃疡，包括局部伤口管理、感染管理、血运重建和减压。糖尿病足国际工作组（IWGDF）指南的其他部分涵盖了前三项干预措施。在神经性DFU 患者中，减压可以说是这些干预措施中最重要的。使用不同的减压装置、鞋、手术和其他减压干预来治疗糖尿病足溃疡有着悠久的临床传统。之前的 IWGDF 指南表明，与所有其他减压干预相比，有足够的证据支持使用不可拆卸及膝减压装置来治愈足底前足溃疡。其还发现需要更多高质量的研究来证实其他减压干预对治愈糖

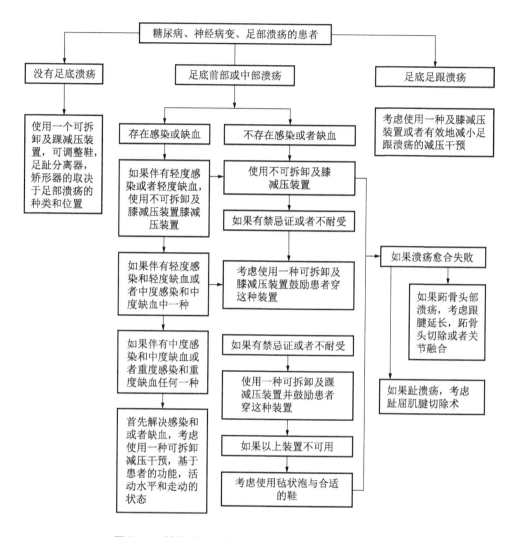

图3-1 糖尿病和足部溃疡患者推荐的减压治疗流程图

尿病足溃疡的良好作用，以便更好地向从业者告知有效治疗。本指导原则旨在更新之前 IWGDF 关于鞋和减压装置的指导原则。然而，与之前的指导原则不同，本指导原则不再包括用于预防足溃疡的鞋和减压装置，其只专注于减轻足溃疡的管理。

结合指南推荐及临床工作体会对于糖尿病足溃疡患者，减压装置需达到以下几种功能，压力转移性分布，在足底骨突部位的跖骨头区域及足部胼胝体减小受压面积，使压力平均分布于膝关节上方或者踝上方，能够使溃疡部位达到零负重；其次减轻在垂直方向的压力或震荡，尤其对于足部骨突起部位或者骨结构异常的患者非常重要，如夏克氏足；如果应用处方鞋作为减压装置使用的鞋子应很好地与足部畸形相适应，很多足部畸形都需要进行稳定与支持，这样可以减轻疼痛，并防止足部结构进一步塌陷。作为一名骨科医师体会到足重建外科手术被认为扮演越来越重要的角色。从临床的角度来看，对于夏克氏足创面，通常联合腓肠肌减弱术与跟腱延长，在踝部增加背屈的力量以避免足底负重，从而为创面愈合提供机会。另外我们科室对于溃疡愈合后的患者，采取三维重建技术制作矫形鞋具，预防溃疡复发。为糖尿病并发症开发适型性矫形鞋具是糖尿病足治疗的一个重要环节，其大大降低了患者足底老创面再次溃疡和新溃疡面形成的概率。对于手术形成的创面也有较好的保护作用，因此也可以认为是糖尿病足治疗的延续。通过三维技术再现患者的足部三维结构，并基于人体生物学原理和制鞋的经验为患者定制开发矫形鞋具，合理的设计减负结构，可与足部形态较好的吻合，同时也考虑了足底与鞋垫相对滑动产生摩擦间歇对足底的影响，能最大程度保护患者的足部。

附：词汇表

1. 与减压治疗相关的不良事件：与干预直接或间接相关的全身或局部并发症，无论其是否严重。包括但不限于：跌倒，新的溃疡前期病变形成（擦伤、胼胝和水泡），新的 DFU 形成，急性夏科氏足，感染，入院，截肢，死亡。

2. 减压干预的依从性：一个人的行为在多大程度上符合医疗保健提供者商定的治疗建议，尽可能量化表示；通常定义为使用规定减压干预的时间占规定使用干预的总时间的比例（如患者配戴规定减压装置的总负重时间%）。

3. 行走活动：通常定义为负重活动（在特定区域平均每日步数或步幅，如 DFU 位点）。

4. 及踝减压装置：一种减压装置，其延伸高度不高于足踝水平。包括及踝助行器，前足减压鞋，石膏鞋，康复鞋，术后治疗鞋，以及定制的临时鞋。

5. 石膏鞋：一种可拆卸的石膏或玻璃纤维石膏，延伸至踝关节正下方或踝关节处，围绕足部形状塑型，与整个跖面完全接触。如 Mabal 石膏鞋、Ransart 靴或 Scotch – cast 靴。

6. 复杂性 DFU：足底 DFU 并发感染和/或缺血。

7. 传统鞋：现成的鞋，没有适合或预期治疗效果的特定属性。

8. 定制鞋垫：使用 2D 或 3D 的足部印模为个人的足部定制的鞋垫，通常在多层结构中构建。这也可能包含其他特征,如跖骨垫或跖骨棒。鞋垫设计符合脚的形状,提供缓冲和足底压力的重新分布。术语"鞋垫"也称为"内衬"。

9. 定制(医用级)鞋:当患足无法容纳在预制(医用级)鞋中时,为其专门制造的鞋。其用于适应畸形和缓解足底和足背风险部位的压力。深入的评估,多重测量,印象或模具,以及一个人的足和足踝的模型,通常需要制造。这种鞋包括一个定制的鞋垫。又称"订制鞋"或"矫形鞋"。

10. 定做的临时鞋:一种独特的,通常是手工制作的鞋,是在很短的时间内制造的,用于治疗足部溃疡。鞋建立在患者足部的模型上,以适应畸形并缓解足部跖面溃疡部位的压力。

11. 糖尿病相关足溃疡(DFU):见 IWGDF 定义和标准文件。

12. DFU 愈合:定义为固定时间内愈合的 DFU 数量或百分比(例如,12 周干预后愈合的 DFU%),或 DFU 的愈合时间。

13. 超深度鞋:为了适应畸形(如爪/锤趾)和/或为厚鞋垫留出空间而制造的具有额外深度和体积的鞋。通常与现成的鞋相比,至少增加 5mm(~3/16″)的深度更大的深度被称为双深度或超深度。

14. 鞋:广义上指任何鞋具,包括鞋垫。

15. 前足减压鞋:特别为减轻前足在压力而设计的预制鞋。这种鞋具有楔形设计的特殊形状,前足缺失了外底部分。这些鞋通常是单侧穿的。

16. 半鞋:设计用来减压前足的预制鞋。鞋的前部被剪掉,留下鞋跟和中足作为唯一的负重面。

17. 愈合 DFU:见 IWGDF 定义和标准文件。

18. 后跟减压鞋:设计用来减压后跟的鞋。鞋跟部分从鞋类中缺失,鞋跟的鞋底结构使鞋跟在行走时不受力。

19. 鞋内矫形器:放在鞋内的装置,以改变脚的功能。

20. 及膝减压装置:将腿向上延伸至膝盖正下方水平的减压装置(例如,及膝全接触石膏(TCC),及膝可拆卸助行器)。

21. 非足底:见 IWGDF 定义和标准文件。

22. 不可拆卸减压装置:患者无法拆除的减压装置〔例如,TCC、可拆卸及膝助行器变为不可拆卸(不可拆卸助行器)等〕。

23. 非手术减压干预:旨在缓解足部特定区域的机械应力(压力)而不涉及外科手术

（包括减压装置、鞋和其他减压技术）的任何干预。

24. 不可拆卸助行器：预制的可拆卸及膝助行器，包有一层玻璃纤维石膏材料，周围使患者无法移动（也称为"即时全接触石膏"）。

25. 减压：足的某一特定部位的机械应力（压力）的释放。

26. 减压装置：任何定制或预制装置，旨在缓解足部特定区域的机械应力（压力）（例如，全接触式石膏固定（TCC）、（非）可拆卸助行器、及膝助行器、及踝助行器、踝足矫形器、康复鞋、石膏固定鞋、前足减压鞋等）。注意，这不包括鞋类。

27. 减压干预：旨在缓解足部特定区域的机械应力（压力）的任何干预（包括手术减压技术、减压装置、鞋和其他减压技术）。

28. 其他减压技术：旨在缓解非手术减压治疗、减压器械或鞋子（例如，卧床、拐杖、轮椅、减压敷料、粘胶泡沫/垫料、胼胝清创、步态再训练、足部相关练习、患者教育等）的足部特定区域的机械应力（压力）的任何其他技术。

29. PICO：PICO 过程是用于构建循证临床问题的技术。PICO 代表：（P）：人口；（I）：干预；（C）：控制；（O）：结果。

30. 足底：参见 IWGDF 定义和标准文件。

31. 足底压力：见 IWGDF 定义和标准文件。

32. 术后治疗鞋：足部手术后穿的具有宽敞和柔软鞋面的预制鞋。

33. 可拆卸减压装置：可由患者移除的减压装置（例如，可拆卸式助行器、前足减压鞋、石膏鞋、康复鞋等）。

34. 摇椅状外底：刚性外底与一个尖锐的过渡，旨在摇鞋前进。晚期支撑期间，允许步行而不延伸跖趾关节。

35. 鞋改良：对现有鞋进行的具有预期治疗效果的改良，如减压。

36. 标准治疗鞋：具有预期治疗效果但未对患者足部进行任何定制的现成鞋。

37. 手术减压干预：旨在缓解足部特定区域的机械应力（压力）的外科手术或技术（例如，跟腱延长、跖骨头切除、截骨术、关节成形术、截骨术、外骨切除术、外固定、屈肌腱转移或肌腱切断术、硅胶注射、组织填充等）。

38. 治疗鞋：设计成具有某种治疗效果的鞋的通称，这种治疗效果是传统鞋所不能提供的。定制鞋或拖鞋、定制鞋垫、超深度鞋以及定制或预制医用级鞋都是治疗鞋的例子。

39. 足趾矫形器：一种鞋内矫形器，可改变脚趾的功能。

40. 全接触石膏（TCC）：定制的、模塑良好的、垫料极少的、及膝的不可移动玻璃纤维或石膏，可保持与整个足底表面和小腿完全接触。石膏常配以可附加的鞋底，保护石膏，方便行走。

41. 溃疡面积缩小：定义为一定时间内溃疡面积较基线缩小的比例（例如，从观察期开始4 周或 6 周时溃疡面积缩小%）。

42. 非复杂性 DFU：非感染、非缺血性神经性足底 DFU。

第四章

IWGDF 足部溃疡和糖尿病患者外周动脉疾病的诊断、预后和管理指南解读

第1节 指 南 简 介

1. 诊断

（1）PICO：在一个没有足部溃疡的糖尿病患者中，临床医师应该检查哪些症状和体征（临床检查）以确定或排除外周动脉疾病？

推荐 1：即使在没有足部溃疡的情况下，每年检查所有糖尿病患者的足部是否存在外周动脉疾病。检查项目至少应包括采集相关病史和触诊足部脉搏。（推荐强度：强；证据质量：低）

理论依据：该推荐与其他（国际）国家糖尿病管理指南一致，建议每年对糖尿病受试者进行 PAD 筛查。除足动脉搏动消失外，警告医疗保健专业人士存在 PAD 的特定临床发现包括股动脉杂音和静脉充盈时间缓慢。在最近的一项系统性综述中，PAD 的症状和体征，如跛行、无脉搏和低 ABI，被确定为未来溃疡的预测因子，但是在 PAD 和 DFU 患者中可能不存在典型体征。因此，应更频繁地审查伴有糖尿病和这些 PAD 体征的患者。此外，患有 PAD 的个体发生其他心血管疾病的风险升高，也需要解决这些问题的策略。

（2）PICO：对于患有糖尿病和足部溃疡的患者，临床医师应检查哪些症状和体征（临床检查）以确定或排除外周动脉疾病？

推荐 2：临床检查（通过相关病史和足部脉搏触诊）所有患有糖尿病和足部溃疡的患者是否存在外周动脉疾病。（强；低）

理论依据：关于症状或临床检查在糖尿病和足部溃疡患者中鉴别 PAD 的准确性的数据很少。虽然正确的病史和临床检查可提示足溃疡患者存在 PAD，但其敏感性太低，无法排除所有患者的 PAD。许多糖尿病和 PAD 患者的症状很少或不典型，根据我们的经验，患者可能出现严重的组织损失，症状有限。缺乏症状可能与同时存在的神经病变和痛觉丧失有关。由于动静脉分流导致相对温暖的足部，足部温度可能不可靠。足部脉搏触诊应构成初始临床检查的关键部分，然而，不能单独使用可触及足部脉搏的存在来可靠地排除 PAD。例如，在筛查的初级保健人群 >50 岁的患者中，超过 2/3 的 PAD 患者可检测到脉搏。即使在熟练的检查者手中，即使存在明显的缺血，仍可触及脉搏。因此，应该对所有足溃疡患者进行更客观的评价。

（3）PICO：对于患有糖尿病和足部溃疡的患者，单独或联合使用哪种"床边"诊断程序在诊断或排除外周动脉疾病方面性能最佳？

推荐 3：由于临床检查并不能可靠地排除大多数糖尿病和足部溃疡患者的外周动脉疾病（PAD），因此结合踝部收缩压和收缩期踝肱指数（ABI）或足趾收缩压和趾肱指数（TBI）测量评价足多普勒动脉波形。没有单一模式被证明是最佳的，并且没有明确的阈值可以可靠地排除 PAD。但是，在 ABI 为 0.9 ~ 1.3、TBI ≥ 0.75 和足背动脉多普勒波形表现为三相波时，PAD 的诊断可能性较小。（强；低）

理论依据：除临床病史和检查外，应对所有足部溃疡患者进行客观评价。正如在我们的系统综述中所讨论的，ABI（<0.9）是检测 PAD 的有用试验。但是，ABI >0.9 不能排除 PAD。大多数 PAD 和足溃疡患者会有（自主）周围神经病变，这与小腿动脉中膜钙化（Mönckeberg 硬化）有关，导致动脉僵硬和 ABI 升高，对试验的效用产生不利影响，需要注意的是，中膜钙化不一定会引起动脉狭窄和血流量减少。用手持多普勒检测足背动脉三相波形似乎为不存在 PAD 提供了更有力的证据。这同样适用于趾肱指数的测量，如果其 ≥0.75，则不可能存在 PAD，并提供了与 ABI 相比的额外信息，尤其是在踝关节以下重度 PAD 患者中。不幸的是，影响 ABI 的相同因素（包括趾动脉钙化）也可能导致脚趾压力假性升高。没有足够的证据支持使用一种可用于所有糖尿病和足部溃疡患者的 PAD 床边诊断测试。然而，最近的研究表明，TBI 和胫骨波形（在内踝、足背和小腿中部水平测量腓动脉）是选择患者进行诊断成像的最有用的非侵入性检查。同时使用一种以上的检测方法肯定能提高诊断的准确性。

对于糖尿病和足部溃疡患者的非侵入性检查的绝对阈值或"正常"值尚无确定性数据。以前的研究检查使用床旁检测来诊断 PAD，已经使用预定的阈值，但是没有关于其他可能阈值的信息。我们认为，在 ABI 为 0.9 ~ 1.3、TBI ≥ 0.75 和足背动脉多普勒波形表现为三相波时的情况下，PAD 的诊断可能性较小。然而，在不确定性仍然存在的情况下，应通过确定性成像加以补充。

所有床旁技术均应由经过培训的专业医护人员以标准化的方式进行。没有足够的证据可以可靠地推荐使用上述任何一种床边非侵入性诊断方法来检测 PAD。医疗保健专业人员应了解每种方式的局限性，并且必须根据其当地专业知识和检测可用性决定使用哪种方式（单独使用或联合使用）。

2. 预后

PICO：在糖尿病足溃疡和 PAD 患者中，哪些临床体征、症状或非侵入性床旁检查可预测溃疡愈合和截肢？

推荐 4：在患有糖尿病足溃疡和外周动脉疾病的患者中，至少进行下列一项床边试验，任何一项均可增加至少 25% 的试验前愈合概率：皮肤灌注压 ≥ 40mmHg；趾压 ≥ 30mmHg；或经皮氧分压（$TcPO_2$）≥ 25mmHg。（强烈；中）

推荐 5：使用 WIfI（伤口/缺血/足部感染）分类系统作为糖尿病足溃疡和外周动脉疾病患者截肢风险和血运重建获益的分层方法。（强；中等）

推荐 6：对于踝部压力 < 50mmHg、ABI < 0.5、脚趾压力 < 30mmHg 或 $TcPO_2$ < 25mmHg 的糖尿病足溃疡患者，应始终考虑紧急血管成像和血运重建。（强；低）

推荐 7：对于糖尿病足溃疡患者，无论床旁检查结果如何，如果溃疡在 4 ~ 6 周内未愈合，尽管进行了良好的标准治疗，也应考虑进行血管成像检查。（强；低）

推荐 8：对于患有糖尿病足溃疡和外周动脉疾病的患者，无论床旁检查结果如何，当进行了最佳治疗但溃疡仍在 4～6 周内未愈合时，均应考虑进行血运重建（强；低）。

推荐9：不要认为糖尿病微血管病变（如果存在）是糖尿病足溃疡患者愈合不良的原因，因此，应始终考虑愈合不良的其他可能性。（强；低）

理论依据：在我们的系统综述中，预测溃疡足部愈合最有用的试验是皮肤灌注压（≥40mmHg）、趾压（≥30mmHg）和 $TcPO_2$（≥25mmHg）。在一项或多项研究中，所有这些都至少增加了 25% 的治愈的测试前概率。考虑到 PAD 在其分布、严重程度和症状方面的变异性，没有一致准确预测愈合的单一指标不足为奇。预测糖尿病足溃疡愈合或不能愈合的 PAD 的具体特征的解释应在发表文献质量的背景下进行，这是有限的。

文献中大多数可用数据基于单变量分析，这些 PAD 测量结果均应在其他结果决定因素的背景下进行解释。考虑到在趾压 <30mmHg 或 $TcPO_2$ <25mmHg 的患者中愈合机会相对较差和截肢风险增加，我们建议对这些患者进行成像和考虑血运重建。ABI 预测溃疡愈合的价值很小，但 ABI <0.5 和/或踝压 <50mmHg 确实增加了截肢的风险。在存在其他预后不良预测因素（包括感染或较大溃疡表面积）的情况下，PAD 和压力水平较高的患者也应考虑紧急成像和治疗。最近的一项研究表明，灌注血管造影可以预测早期大截肢，但这需要进一步证实。最后，鉴于其诊断和预后效用有限，上述检查均不能完全排除 PAD 是对最佳治疗无反应的足部溃疡伤口愈合受损的原因。因此，应对这些患者进行血管成像，以确定患者是否能从血运重建中获益。在一项观察性研究中，较短的血运重建时间（<8 周）与缺血性足溃疡愈合的较高可能性相关。此外，最近的一项回顾性研究表明，从就诊到血运重建延迟超过 2 周的糖尿病患者的肢体丧失风险显著增加。这些研究表明，积极早期血运重建可能改善结果，但这些手术并非没有风险。不存在"一刀切方法"，每种情况均应单独进行评价。

我们建议所有糖尿病、PAD 和足溃疡患者，无论床旁检测结果如何，当最佳治疗后溃疡仍未改善时，均考虑血运重建。由于多种因素导致无法愈合，在考虑影像学和血管介入之前，不可能确定保守治疗试验的最佳持续时间。一项临床试验的事后分析表明，对于无并发症的神经性足溃疡患者，4 周的时间足以评估愈合的可能性。出于实用原因，基于专家意见，我们建议考虑在 6 周内未改善的神经缺血性溃疡的血管成像和后续血运重建，并且不存在导致伤口愈合不良的其他可能原因。

愈合与血流灌注不足的严重程度与足部和患者的其他特征（如组织丢失量、感染的存在、溃疡上的机械负荷、并发心脏病和终末期肾病）的相互作用有关。正如我们的 IWGDF 分类指南中所讨论的，伤口、缺血和足部感染（WIfI）分类系统可以指导临床医师估计截肢的风险和血运重建的潜在受益。该系统对患者溃疡、缺血严重程度（基于非侵入性检查）和感染严重程度（基于 IWGDF/IDSA 分类）进行分类。WIfI 系统根据专家共识生成，随后在糖尿病和非糖尿患者群中进行验证。评分系统总结在表 4 - 1 中，并在我们的分类指南中进行了讨论，可作为计算器工具免费下载。最后，愈合的机会将与随后的护理质量相关，可解决上述任何问题。

表 4 - 1　伤口、缺血和足部感染（WIfI）分类系统

伤口		
等级	DFU	坏疽
0	无溃疡	无坏疽
	临床描述：轻微组织损失。可通过简单的足趾截趾（1 或 2 趾）或皮肤覆盖治愈。	
1	小腿远端或足部小的浅溃疡；无骨外露，除非局限于末节趾骨	无坏疽
	临床描述：轻微组织损失。可通过简单的足趾截趾（1 或 2 趾）或皮肤覆盖治愈。	
2	溃疡较深，有骨质、关节或肌腱外露；一般不累及足跟；足跟溃疡较浅，无跟骨受累	坏疽性改变仅限于足趾
	临床描述：多处（≥3）趾截肢或标准经跖骨截肢（TMA）± 皮肤覆盖可挽救的严重组织损失。	
3	累及前足和/或中足的广泛、深层溃疡；累及足跟的深层、全层溃疡 ± 跟骨	广泛坏疽累及前足和/或中足；足跟全层坏死，跟骨受累
	临床描述：仅通过复杂的足部重建或非传统 TMA（Chopart 或 Lisfranc）可挽救广泛组织缺损；大面积软组织缺损需要皮瓣覆盖或复杂的伤口处理	

缺血			
等级	踝肱指数	踝部收缩压 （mmHg）	趾压、经皮氧分压 （mmHg）
0	≥0.80	>100	≥60
1	0.6~0.79	70~100	40~59
2	0.4~0.59	50~70	30~39
3	≤0.39	<50	<30

足部感染	
等级	临床表现
0	不存在感染感染的症状或体征， 定义为至少存在以下 2 项： ● 局部肿胀或硬结 ● 溃疡周围 >0.5 至 ≤2cm 的红斑 ● 局部压痛或疼痛 ● 局部发热 ● 脓性分泌物（粘稠、不透明至白色或血色分泌物）
1	仅累及皮肤和皮下组织的局部感染（未累及深层组织且未出现全身体征，如下所述）。排除皮肤炎症反应的其他原因（如创伤、痛风、急性 Charcot 神经骨关节病、骨折、血栓形成、静脉淤滞）
2	局部感染（如上所述），红斑 >2cm，或累及比皮肤和皮下组织更深的结构（如脓肿、骨髓炎、脓毒性关节炎、筋膜炎），无全身炎症反应体征（如下所述）
3	具有 SIRS 体征的局部感染（如上所述），表现为以下两种或两种以上： ● 温度 >38℃ 或 <36℃ ● 心率 >90 次/分 ● 呼吸频率 >20 次/分或 $PaCO^2$ <32mmHg ● 白细胞计数 >12000 或 <4000cu/mm 或 10% 未成熟

注：SIRS = 全身炎症反应征象。

过去，微血管病变被认为是糖尿病足溃疡愈合不良的重要原因。然而，目前尚无证据支持这一观点，PAD 仍然是糖尿病患者足部灌注受损的最重要原因。然而，应该注意的是，PAD 并不是下肢灌注减少的唯一原因，因为水肿和感染也可导致组织氧合减少，这些均应进行适当治疗。

3. 治疗

（1）PICO：对于患有糖尿病和足部溃疡的患者，在考虑血运重建时，采用哪种诊断成像模式获取解剖信息最有用？

推荐 10：在考虑血运重建时，使用以下任何方式获得解剖信息：彩色多普勒超声；计算机断层扫描血管造影；磁共振血管造影；或动脉内数字减影血管造影。在前后位和侧位平面，通过膝下和足动脉的详细可视化评价整个下肢动脉循环。（强；低）

理论依据：决定哪些患者需要下肢动脉血运重建，并确定实现血运重建的最合适的手术，需要适当的影像学检查来指导治疗。在进行血运重建手术之前仅依靠临床检查是不可接受的。应获得下肢动脉的解剖学信息，以评估动脉狭窄或闭塞的存在、严重程度和分布。获得膝下和足动脉的详细成像，特别是专门评估足循环，对糖尿病患者至关重要。确定糖尿病患者下肢动脉系统的技术包括多普勒超声、磁共振血管造影、计算机断层扫描血管造影和数字减影血管造影。

简单地说，彩色双功能超声（CDUS）提供了解剖细节和特定动脉部位血流的生理学评估。通过从腹部到胫动脉顺序扫描，可直接评价整个下肢动脉循环。然而，弥漫性多节段受累、钙化和水肿可能妨碍研究。CDUS 的优点是无创性检查，但需要复杂的设备和专业技术，不适合作为常规筛查检查。在计算机断层扫描血管造影术（CTA）中，静脉注射碘造影剂，可显示肾动脉水平至足部的血管树。严重钙化可能妨碍对较小动脉的评价，尤其是小腿。更多的缺点是潜在的过敏反应和造影剂肾病的发生，特别是在已有肾脏疾病或心力衰竭的患者中。在对比增强磁共振血管造影（CE-MRA）中，使用钆作为对比剂，使用专用技术可获得从腹主动脉到足部的图像。CE-MRA 的一个主要优点是使用肾毒性较低的造影剂，缺点包括特殊分辨率有限和之前置入支架造成的伪影。但是，在有植入物的患者（如起搏器和幽闭恐惧症）和重度肾功能不全（肌酐清除率 <30mL/min）的患者中，其使用受到限制。由于存在发生肾源性全身纤维化的风险，因此（相对）禁忌使用含钆造影剂。新型非钆制剂，如超小型超顺磁性氧化铁颗粒（具有多种磁共振应用），可能是肾功能

受损患者的替代和更安全的药物。

动脉内数字减影血管造影因其空间分辨率高,仍被视为动脉成像的金标准。它的优点是允许在同一手术中进行血管内治疗,但缺点是使用含碘造影剂,并且是一种侵入性手术,与动脉穿刺的潜在并发症相关。

医疗保健专业人员应了解这些技术及其在个体患者中的局限性。使用何种成像模式的决定将取决于患者禁忌证以及当地可用性和专业知识。

(2)PICO:糖尿病、足溃疡和 PAD 患者的血运重建和后续治疗的目标和方法是什么?

推荐 11:在对糖尿病足溃疡患者进行血运重建时,旨在恢复至少一条足动脉的直接血流,最好是供应溃疡解剖区域的动脉。手术后,用客观的灌注测量来评估其有效性。(强;低)

理论依据:糖尿病、PAD 和溃疡足患者的自然病程仍不明确,但在 2 项报告未进行血运重建的糖尿病和肢体缺血患者结果的研究中,1 年的保肢率约为 50%。大多数研究报告称,经过血管再通手术后,12 个月时保肢率为 80%~85%,溃疡愈合率为 60%。由于缺乏明确的人群队列、干预适应证的变异性和多种潜在混杂因素,证据质量通常较低。接受血运重建的患者围手术期死亡风险增加,糖尿病、PAD 和终末期肾病患者的风险最高,其围手术期死亡率为 5%,1 年死亡率为 40%,1 年保肢率约为 70%。

历史上,对 PAD 患者进行血管再通的目的是实现足部的内嵌搏动流动,通常是针对可用的最佳血管。然而,最近,血管区域的方法已被提倡,但仍是一个备受争议的话题。根据这一理论,足部可以分为三维组织分区,每一块都有自己的供血动脉。直接血运重建将恢复通过供血动脉到达溃疡部位的搏动性血流,而间接血运重建通过邻近血管区域的侧支血管恢复血流。通过在直接供应组织损失解剖区域(血管区域)的血管上靶向血运重建,理论上这将是一种比简单地在不供应组织损失区域的最佳血管上靶向血运重建更有效的方法。最近一项对 DFU 患者血管内保肢尝试的回顾性研究表明,间接血管区域血运重建的结局比直接血运重建差。然而,由于缺乏明确的定义和选择偏倚等因素,血管区域概念在糖尿病患者中的有效性尚不清楚。特别是在通常侧支循环较差的糖尿病患者中，恢复直接供应受累区域的动脉血流似乎是血管内手术的最佳方法。成功打开一条或多条闭塞血管与临床上成功的手术不同，因此在手术终止之前，应评估流向溃疡区域的血流。如果可行，开放多条动脉可能有用，前提是至少有一条动脉直接供应缺血区。

血运重建术的有效性最好通过客观的灌注测量进行评价。在本推荐中，我们未提供目标灌注压，因为没有有力的证据支持这种做法。我们以前建议血运重建应达到最低皮肤灌注压 40mmHg，趾压 > 30mmHg 或 $TcPO_2$ > 25mmHg，才视为有效。然而，我们现在建议血运重建的目标应该是尽可能改善足部灌注，这将根据个体患者的不同而不同。由于成功 PTA 后数周内经皮氧分压逐渐升高，$TcPO_2$ 测量最好在手术后至少 1~3 周进行。

推荐 12：由于证据不足以确定血管内、开放或混合血运重建技术是否更优，根据个体因素做出决策，如外周动脉疾病的形态分布、自体静脉的可用性、患者共病和当地专家。（强；低）

推荐 13：任何治疗糖尿病足溃疡的中心均应具备诊断和治疗 PAD 所需的专业知识和快速访问设施，包括血管内技术和旁路移植术。（强；低）

推荐 14：确保在对糖尿病足溃疡患者进行血运重建术后，由多学科团队作为综合治疗计划的一部分对患者进行治疗。（强；低）

推荐 15：紧急评估和治疗有外周动脉疾病和糖尿病足感染体征或症状的患者，因为他们的肢体截肢风险特别高。（强；中）

理论依据：对于糖尿病和足部溃疡患者血管重建的最合适方法仍未达成共识。在我们的系统性综述中，我们发现血管内和开放性介入的伤口愈合和截肢的主要结果大体相似。这些技术各有优缺点。成功的远端静脉旁路可导致足部血流量显著增加，但通常需要全身麻醉，并且应存在合适的静脉（作为旁路血管）。血管内手术具有多种逻辑上的优势，但有时需要非常复杂的干预以获得足底足够的血流量，并且当随后进行开放手术时，失败的血管内干预可能导致更差的结果。在过去的几十年中，血管内技术有了显著的进步，然而与此同时，我们已经看到麻醉和围手术期护理的改善，这有助于改善手术结局。虽然 BASIL 试验经常被引用作为肢体缺血患者血运重建的指南，但该队列纳入了一小部分糖尿病患者，其中没有亚组分析，并且没有关注溃疡患者。因此，我们不能将这些结果外推至我们的糖尿病、足溃疡和PAD 患者。最后，采用联合开放和血管内（混合）方法越来越普遍。因此，我们建议在需要下肢血运重建的每例患者中，应考虑血管内、开放手术和混合手术。糖尿病、足部溃疡和 PAD 患者的治疗不存在"一刀切"的方法，治疗中心必须具备专业知识和设施，以提供一系列治疗选择，包括血管内和开放方法。

正如 IWGDF 指南其他部分所讨论的，足部灌注的恢复只是治疗的一部分，应该由多学科护理团队提供。因此，任何血运重建手术均应成为解决其他重要问题的综合护理计划的一部分，包括：及时治疗并发感染、定期伤口清创、生物力学减压、控制血糖和治疗共病。特别是足部感染的患者，肢体丧失的风险很高，应作为医疗急救处理。据报道，此类患者的 1 年大截肢率高达 44%，如我们的感染指南所述，延误治疗可导致快速组织破坏和危及生命的败血症。对于深部感染的患者，如足部脓肿、需要立即引流的深部足部间室感染或必须清除以控制感染的广泛组织缺损/坏疽，应首先考虑立即引流，以控制败血症。正如我们的感染指南中所描述的那样，这应该伴随着积极的抗菌药物治疗，最初是广谱的，并根据这些患者的组织培养－"时间就是组织"进行合理化。一旦败血症得到控制，患者病情稳定，动脉评价应考虑立即进行血运重建（即几天内）。一旦血流得到改善，感染得到治疗，可能需要进行确定性手术，以创建功能性足，这可能需要软组织和骨重建。对于灌注严重受损和组织损失严重，但无感染的患者，在灌注恢复之前，最好不要进行大面积清创或部分足部截肢。

（3）PICO：在糖尿病足溃疡和 PAD 患者中，是否存在任何不应进行血运重建的情况？

推荐 16：从患者的角度来看，应避免血运重建，手术成功概率的风险－受益比是不利的（强；低）

理论依据：如果不存在实际的伤口愈合机会，或者当无法避免大截肢时，不应进行血运重建。由于合并症和重大重建手术导致围手术期并发症的重大风险，许多患者存在较高的麻醉风险。需要注意的是，下列患者可能不适合进行血运重建：非常虚弱、预期寿命短、功能状态差、卧床、大面积组织破坏导致足部功能不可挽救的患者，以及无法在血运重建后进行活动的患者。应与患者和多学科团队（包括血管外科医师或其他具有血管介入治疗经验的专家）共同决定是否进行初次截肢或采取姑息治疗。在血运重建的风险－获益比不明确的患者中，应考虑到一些严重缺血性溃疡在未进行血运重建的情况下愈合－两项观察性研究证实不适合进行血运重建的患者（因为他们过于虚弱或在技术上不可能进行血运重建）的愈合率约为 50%（进行或未进行小截肢）。

已经针对糖尿病、PAD 和溃疡患者研究了几种其他技术，这些患者没有血运重建的选择。包括静脉动脉化和间歇性充气加压治疗。但是，没有足够的数据提供关于其在不存在血运重建选项的患者中的应用的任何建议。

（4）PICO：在糖尿病、足部溃疡和 PAD 患者中，是否可以降低未来心血管事件的风险？

推荐 17：为患有糖尿病和缺血性足部溃疡的患者提供强化心血管风险管理，包括支持戒烟、高血压治疗、血糖控制和他汀类药物以及低剂量氯吡格雷或阿司匹林治疗。（强；低）

理论依据：糖尿病、PAD 和溃疡患者的总体 5 年死亡率约为 50%，因为心血管事件的风险明显增加。与其他指南一致，我们建议对糖尿病和 PAD 患者的其他心血管危险因素进行及时和彻底的管理。患者应接受戒烟支持，并应根据高血压和糖尿病指南建议维持血压和血糖。此外，所有患者均应接受他汀类药物和抗血小板治疗。该策略已被证明可降低神经缺血性溃疡患者的 5 年死亡率。目前尚无特定证据支持在糖尿病、PAD 和溃疡患者中使用最合适的抗血小板药物，然而，在 PAD 患者的治疗中，许多最新指南支持氯吡格雷优于阿司匹林。近期一项抗血小板和抗凝试验的分析表明，与单独使用阿司匹林相比，在 PAD 患者中联合使用阿司匹林和直接口服抗凝剂利伐沙班可更有效地减少大截肢事件，然而，该策略的代价是（非致死性）出血事件增加。尽管 45% 的患者患有糖尿病，但未提供关于是否存在足部溃疡的信息，且未单独报告这些患者的结果。应该注意的是，我们没有讨论降脂治疗、降糖药物或抗凝治疗对伤口愈合和截肢的影响，因为我们认为这些方面的证据仍然非常有限。

4. 未来的研究重点

我们的系统综述表明，目前缺乏关于糖尿病、溃疡和 PAD 特定亚组患者的高质量数据。需要进一步研究，以解决围绕适当管理的问题，包括诊断、预后和决定是否、何时以及如何血运重建。IWGDF 和 EWMA 于 2016 年发表了糖尿病足溃疡预防和管理干预性研究（包括 PAD）的计划和报告所需的核心细节。这些指南可以作为提高该领域发表研究质量的路线图。此外，还有其他一些值得进一步关注的关键领域：

- 最佳保守治疗的糖尿病足溃疡伴 PAD 的自然病程是什么？

- 预测糖尿病足溃疡和 PAD 患者愈合的诊断性检查的最佳组合是什么

- 新型灌注评估方法（包括微循环）的作用是什么？

- 在溃疡/截肢高风险的足部完整的糖尿病患者中，预防性血运重建是否有任何作用？

- 在糖尿病足溃疡患者中，血管区域定向血运重建是否比最佳血管入路更有效？静脉动脉化是否能有效治愈溃疡或防止不适合进行标准血运重建的患者截肢？

- 包括干细胞或外周血单核细胞在内的新型药物治疗是否可有效治愈不适合标准血运重建的 DFU 和 PAD 患者？

第 2 节 指 南 解 读

本指南是关于足部溃疡和糖尿病患者外周动脉疾病的诊断、预后和管理，并更新了既往 IWGDF 指南。本指南是对先前 IWGDF 指南 PAD 的更新，是 IWGDF 糖尿病足病预防和管理指南的一部分。的目的是为足部溃疡和糖尿病患者 PAD 的诊断、预后和治疗提供循证建议。高达 50% 的糖尿病和足部溃疡患者并发外周动脉疾病（PAD），导致不良肢体事件和心血管疾病的风险显著升高。知道，这些患者的诊断、预后和治疗与无 PAD 的糖尿病患者明显不同，但针对这一重要患者亚组的高质量研究很少。在此提出了 2019 年更新的关于足溃疡和糖尿病患者 PAD 的诊断、预后和管理的指南。

糖尿病的全球负担在过去十年迅速增加，现在许多国际机构认为糖尿病是突发公共卫生事件。医务人员和患者越来越意识到糖尿病相关并发症的严重性。然而，尽管许多发达国家对糖尿病的认知度有了很大提高，引入了专门的筛查项目和专门的跨学科护理团队，但自 1980 年以来，糖尿病患者的数量翻了两番，在以社区为基础的队列中，糖尿病和足部溃疡的全球患病率的汇总估计大约为 3%，世界各地的大截肢率差异很大。据估计，在中高收入国家，高达 50% 的糖尿病和足部溃疡患者有潜在的外周动脉疾病（PAD），而在低收入国家，神经性溃疡可能更普遍。然而，在糖尿病足溃疡（DFU）患者中尽早识别 PAD 非常重要，因为 PAD 的存在与未愈合溃疡、感染和大肢体截肢的风险增加以及心血管发病率和总死亡率风险升高相关，糖尿病、PAD 和需要截肢的足溃疡患者的预后比许多常见癌症更糟——高达 50% 的患者活不过 5 年。

目前有一些关于 PAD 和慢性严重肢体缺血（CLTI）患者的管理指南。然而，大多数报告 PAD 结果的研究未能纳入糖尿病亚组，但是很多纳入的患者实际上患有糖尿病。此外，许多报告 PAD 和糖尿病的研究仅包括足部完整的患者，或未充分描述存在神经病变、溃疡、感染或其他导致结局不良的因素。毫无疑问，糖尿病和 PAD 患者代表了一个特殊的亚组。他们往往有不同的临床表现，病史和结果。患者经常出现严重的组织缺损，但没有明显的症状，这可能会迅速进展为肢体缺损；表 4-2 描述了进一步的特征。因此，显然需要对这一独特的糖尿病足部溃疡和 PAD 患者亚组进行进一步研究。

表 4-2　糖尿病患者的 PAD 特征（与非糖尿病患者相比）

较常见
影响年轻个体
多节段和双侧
远端常见
更多的中膜钙化
侧支形成受损
进展更快，截肢风险更高

　　本次指南修改中，推荐使用 WIfI（伤口/缺血/足部感染）分类系统作为糖尿病足溃疡和外周动脉疾病患者截肢风险和血运重建获益的分层方法，该系统对患者溃疡、缺血严重程度（基于非侵入性检查）和感染严重程度（基于 IWGDF/IDSA 分类）进行分类。由于愈合与血流灌注不足的严重程度与足部和患者的其他特征（如组织丢失量、感染的存在、溃疡上的机械负荷、并发心脏病和终末期肾病）的相互作用有关。WIfI 分类系统可以指导临床医师估计截肢的风险和血运重建的潜在受益。虽然 WIfI 尚未在 DFU 队列中进行再现性评估，但在 PAD 设置中具有令人印象深刻的再现性。仅在一个队列的活动性 DFU 患者中进行了验证，但在多项验证研究中显示可预测与该临床组相关的结果，如愈合、愈合时间、血运重建需求、LEA、无 LEA 生存率和死亡率。联合截肢风险评估和血运重建获益评估可指导血运重建需求和血运重建时机。

第五章

IWGDF 关于糖尿病患者足部感染诊断和治疗的指南解读

第1节　指　南　简　介

1. 诊断

（1）PICO：对于患有糖尿病和足部感染的患者，IWGDF/IDSA 标准的严重程度越高，不良结果的发生率越高（例如，是否需要住院治疗，未能解决感染，下肢截肢)？

推荐1：①基于局部或全身炎症症状和体征存在，临床诊断软组织糖尿病足感染。（强；低）；②使用美国感染病学会/糖尿病足国际工作组（IDSA/IWGDF）的分类方案评估任何糖尿病足感染的严重程度。（强，中等）

理论依据：临床医师看到患有糖尿病足溃疡的患者应始终评估是否存在感染，如果存在，则应对感染的严重程度进行分类。专家们提出了许多糖尿病足溃疡的分类方案（参见 IWGDF 关于本期分类的指南），其中许多仅包括没有"感染"（很少有具体定义）的存在。但在过去十年中，大多数权威机构都建议使用2004年首次发布的 IWGDF/IDSA 分类。两项前瞻性队列研究已经验证了 IWGDF/IDSADFIs 分类的全部或部分内容。一项前瞻性和四项回顾性队列研究验证了 IWGDF/IDSA 作为糖尿病足大型分类系统一部分。来自世界各地的这些和其他研究提供了一些证据，表明感染严重程度越高，炎症标志物水平越高，患者住院接受治疗的可能性越大，住院时间越长，下肢截肢水平可能性越高及再入院率更高。即使存在广泛的局部体征和感染症状，脓毒症在 DFIs 患者中也不常见（可能部分未被发现）。因此，我们考虑是否应该使用全身炎症反应综合征（SIRS）的结果替换严重感染的另一种分类，例如国家早期预警评分（NEWS），或快速序贯器官衰竭评分（qSOFA）。然而，这些研究是为确定或预测脓毒症患者的预后而开发的，没有数据支持从使用 SIRS 到其他 DFIs 分类的改变。

两种常用的糖尿病足溃疡分类，WIfI（伤口，缺血，足部感染）和 SINBAD（部位，缺血，神经病变，细菌感染和深度）分级在感染部分使用 IWGDF/IDSA 分类，已通过患者数据得到了验证。IWGDF/IDSA 分类有几个优点，包括大多数研究验证其在不同患者群中的使用。临床医师使用相对容易，仅需要临床检查和标准血液和成像测试，有助于直接诊断和治疗感染决定，没有明显的危害，并且已被学术界和临床医师广泛接受。除此之外，其他可用的分类方案并未针对 DFIs 进行专门开发或验证。

对于目前的指南，我们在感染分类方案中作了澄清（表 5-1）。我们根据以下证据的存在来定义感染：①足部任何部位的炎症，而不仅仅是溃疡或伤口；②全身炎症反应的发现。

表 5-1　用于定义糖尿病患者足部感染的存在和严重程度的分类系统

感染的临床分类，有定义 未感染	IWGDF 分类
无全身或局部症状或感染迹象	1（未感染）
感染	
至少有两个症状存在： • 局部肿胀或硬结 • 伤口周围红斑 >0.5cm* • 局部压痛或疼痛 • 局部升温 • 脓性排出 并没有其他原因的皮肤炎症反应（如创伤，痛风，急性 Charcot 神经-骨关节病，骨折，血栓形成或静脉淤滞）	
没有全身表现的感染（见下文）涉及 • 只有皮肤或皮下组织（不是任何更深的组织），和 • 任何存在的红斑都不会在伤口周围延伸 >2cm**	2（轻度感染）

感染	
没有全身表现的感染，涉及： • 从伤口边缘延伸≥2cm* 的红斑，和/或 • 比皮肤和皮下组织更深的组织（如肌腱，肌肉，关节，骨骼）	3（中度感染）
任何足部感染伴有相关的全身表现（全身炎症反应综合征［SIRS］），表现为包含≥2 以下的症状： • 温度 >38℃ 或 <36℃ • 心率 >90 次/分钟 • 呼吸频率 >20 次呼吸/分钟或 $PaCO^2$ <4.3kPa（32mmHg） • 白细胞计数 >12000/mm^3，或 <4000/mm^3，或 >10% 　未成熟（带）形式	4（严重感染）
涉及骨感染（骨髓炎）	3 或 4*** 后 添加 "（O）"

注：* 感染是指脚的任何部位，不仅仅是伤口或溃疡；** 在任何方向，从伤口的边缘。临床上显著的足部缺血的存在使得感染的诊断和治疗更加困难；*** 如果在没有≥2 个局部或全身炎症体征/症状的情况下证实骨髓炎，如果≥2SIRS 标准，将足分类为 3 级（O）（如果 <2 SIRS 标准）或 4 级（O））（见文字）。

我们还对分类方案进行了一处更改。由于骨髓炎的重要诊断，治疗和预后意义，我们现在通过在等级编号（3 或 4）后用 "（O）" 表示骨感染的存在将其分开（见表 5-1）。虽然不常见，但在没有局部炎症发现的情况下可能会记录骨感染。在这种情况下，足部应被归类为感染（如果没有 SIRS 发现，则为 3 级/中度，如果有，则为 4/严重），即具有（O）。由于骨髓炎的存在意味着足部被感染，所以它不能是 1 级/未感染，并且因为感染是皮下感染，所以不能是 2 级/轻度感染。由于 3 级（中度）分类是最大和最异质的组，我们考虑将其分为仅横向扩散（距离伤口边缘≥2cm）或仅垂直扩散（比皮下组织更深）的亚组。但这种方式会增加诊断方案的复杂性，特别是我们决定添加骨髓炎的（O），所以我们放弃了这个想法。

（2）PICO：哪些患有糖尿病和足部感染的患者应该住院治疗感染？

推荐 2：考虑将所有患有糖尿病和严重足部感染的患者，以及那些复杂的或与伴有关键相关疾病的中度感染患者收入院。（强；低）

理论依据：住院治疗是一种昂贵且有限的资源，可能会给患者带来一些不便和潜在的医疗风险。但是，虽然许多 DFI 患者不需要住院，但有一些肯定应该住院治疗。糖尿病患者因更复杂的足部感染入院治疗，可能原因包括：对局部和全身状况的进展进行更密集的评估；加快获取诊断程序（如高级成像或血管评估）；给予肠外抗菌药物治疗和液体复苏；纠正代谢和心血管紊乱；并且更快速地获得所需的专业（特别是外科）咨询。有限的证据表明，监测和纠正严重的高血糖可能是有益的。患有复杂感染的患者，例如那些需要紧急手术的患者（例如，由于广泛的坏疽，深部脓肿或隔室综合征），出现了合并症（例如，严重的外周动脉疾病，肾功能衰竭，免疫功能低下状态）或具有社会，身体或心理上的脆弱性，也可能受益于（甚至需要）住院治疗（表 5 - 2）。骨感染的存在不一定需要住院，除非由于实质上相关的软组织感染，用于诊断测试或用于手术治疗。幸运的是，几乎所有轻度感染和许多中度感染都可以在门诊治疗。大多数已发表的 DFIs 研究纳入了住院患者，但在过去的二十年中，有几篇研究报告了门诊治疗的良好结果。IDSA/IWGDF 分类方案并非旨在帮助确定何时感染已经消退（即没有用于诊断感染的体征和症状）用于，但有意义的是它可以这种方式用于诊断感染体征和症状，甚至用于针对 DFIs 的抗菌药物治疗的一些研究。

表 5 - 2 表明糖尿病足感染更严重的特征和住院的潜在适应证

A - 调查结果表明糖尿病足感染更为严重 创面特征	
伤口	渗透到皮下组织（例如筋膜，肌腱，肌肉，关节或骨骼）
蜂窝织炎	广泛（ >2cm），远离溃疡或快速进展（包括淋巴管炎）
局部体征/症状	严重的炎症或硬结，痉挛，大疱，变色，坏死或坏疽，瘀斑或瘀斑和新麻醉或局部疼痛
一般	
介绍	急性发作/恶化或快速进展
系统的症状	发烧，发冷，低血压，精神错乱和体积消耗
实验室检查	白细胞增多，高反应性 C 反应蛋白或红细胞沉降率，严重或恶化的高血糖，酸中毒，新的/恶化的氮质血症和电解质异常
复杂的情况	存在异物（意外或手术植入），穿刺伤口，深部脓肿，动脉或静脉功能不全，淋巴水肿， 免疫抑制疾病或治疗，急性肾损伤
治疗失败	在显然适当的抗菌药物和支持治疗下仍旧进展

（续）

B－可能有必要提出住院治疗的一些因素
严重感染（见上述结果表明糖尿病足感染更为严重）
代谢或血流动力学不稳定
需要静脉治疗（并且不适合作为门诊患者）
需要的诊断测试不能为门诊病患者使用
存在足部缺血
需要外科手术（超过次要）
门诊管理失败
患者不能或不愿意遵守门诊治疗
需要比患者/护理员提供的更复杂的敷料更换
需要仔细，持续观察

（3）PICO：对于患有糖尿病和疑似足部感染的患者，IWGDF/IDSA 诊断软组织感染的临床标准与其他诊断测试的相关性如何？

推荐 3：在患有糖尿病和可能的足部感染的患者中，临床检查是模棱两可或无法解释的，考虑送检炎性血清生物标志物，例如 C 反应蛋白，红细胞沉降率和降钙素原，作为建立诊断的辅助措施。（弱；低）

理论依据：有几种诊断方法可用于临床检查，以评估其足部感染的存在或严重程度或区分软组织和骨感染。大多数可用的研究通过将它们与 IDSA/IWGDF 标准的结果进行比较来评估血液检查的价值，特别是白细胞计数（WBC），红细胞沉降率（ESR），C－反应蛋白（CRP）和降钙素原（PCT）。不幸的是，现有研究中包括的患者感染严重程度并不总是明确界定，这可能是研究结果中的研究差异的原因。此外，许多研究没有说明登记的患者最近是否接受抗菌药物治疗，这可能会影响结果。

特别值得注意的是 WBC 水平，因为它被用作 IDSA/IWGDF 标准的一部分，用于将感染分类为严重/4 级。现有研究发现其与感染严重程度几乎没有相性，约有一半的患者被诊断为具有正常 WBC 的 DFI。在大多数研究中，与未感染的 DFU（NIDU）相比，感染糖尿病足溃疡（IDFU）的患者的 ESR 值更高。ESR 值可能受到各种并发症共同影响（例如，贫血，氮质血症）。由于这种炎症生物标志物的反应相对缓慢，所以在急性感染中可能无法评估，但是骨质疏松症患者的 ESR（≥70mm/h）高于常见软组织感染。

大多数血清 PCT 水平的研究也发现 IDFU 的水平显着高于 NIDFU，但是这些值与感染严重程度之间几乎没有相关性。此外，直到最近在某些领域，PCT 还是比 CRP 更昂贵，而且许多临床实验室可能无法获得 PCT。与 ESR 相比，随着感染，CRP 水平趋于上升更快，并且随着感染的消退，CRP 水平下降得更快。一直发现 CRP 55,56,61 的血清值在 IDFU 中显著高于 NIDFU，并且在 NIDFU 患者中比在没有足溃疡的患者中更高，其水平随感染的严重程度显著增加。

总体而言，CRP 和 PCT 显示出比 WBC 或 ESR 更高的诊断准确性。一些研究使用这些炎症标记物的各种组合进行了研究，但似乎没有一种特别有用，并且高度可变的 cut off 值使得结果难以解释。这些常见生物标记物的血清测试广泛可用，容易获得，并且大多数相对便宜。一些研究调查了其他炎症标志物在诊断或跟踪 DFIs 中的作用，但它们很小且质量很差。

（4）PICO：对于患有糖尿病和疑似足部感染的患者，IDSA/IWGDF 诊断软组织感染的标准是否与皮肤温度测量或定量微生物学结果相关？

推荐 4：由于电子测量足部温度和使用定量微生物分析均未被证明可用作诊断糖尿病足感染的方法，我们建议不要使用它们。（弱；低）

理论依据：虽然各种成像测试被广泛用于诊断骨感染，但关于它们对软组织感染有用的数据很少。用于评估 DFIs 的其他诊断测试包括摄影足部成像和红外热成像。用这些仪器进行的一些研究已经检验了它们预测足部溃疡的价值。一些研究表明，脚上一个区域的温度升高，也许各种各样的摄影评估与检查感染的临床证据具有相对较弱的相关性。总体而言，采用红外线或数字热成像技术似乎无法为诊断感染或预测医院中 DFU 患者的临床结果提供实质性帮助。虽然红外成像可能没有危害，但它受到低可用性的限制。当在 DFI 的早期诊断中通过远程医疗与摄影评估相结合时，它可能是有价值的。

一些人主张在培养物中大量细菌的存在（通常定义为≥10^5）每克组织的菌落形

成单位）作为区分感染和未感染的 DFU 的基础。然而，没有令人信服的数据（来自传统培养或分子方法）支持这一概念。在评估使用微生物分析作为参考试验诊断 DFIs 的临床症状的有效性的研究中，用于定义感染的标准在作者之间甚至在由同一团队进行的研究之间都会有变化。在一些微生物分析研究中，包括在伤口取样时接受抗菌药物的患者（可能导致生物体数量减少），而其他患者未能提供有关这一重要易混淆问题的信息。值得注意的是，这些测量有时被称为"伤口生物负载"的方法耗时且相对昂贵。此外，目前大多数临床医师在常规实践中都没有定量经典培养和分子微生物技术。

（5）PICO：在患有糖尿病和疑似骨感染的患者中，根据骨标本的培养和/或组织病理学诊断，哪种诊断测试与骨髓炎的存在最相关？

推荐 5：对于患有糖尿病和疑似足部骨髓炎的患者，我们建议结合使用探针 - 骨测试，红细胞沉降率（或 C - 反应蛋白和/或降钙素原）和普通 X 射线作为初始检查诊断骨髓炎。（强；中等）

理论依据：诊断糖尿病足的骨髓炎可能很困难，部分原因是缺乏普遍接受的定义或标准，部分与常用诊断测试之间的测试一致性低有关。任何 DFU 都可能存在骨髓炎，特别是那些已存在数周或是宽、深，位于骨头上的突出，可见骨头或伴有红肿的（像香肠一样）脚趾。在临床检查中，探针到骨（PTB）测试是最有用的，但是体现临床医师的技术和经验。溃疡的位置及其病因可能会影响测试的可靠性。对 PTB 测试的系统评价发现，用于检测 DFO 的敏感性为 0.87，特异性为 0.83。总体而言，在诊断 DFO 时，PTB 检测表明，如果在高风险患者中为阳性，则诊断为阳性，如果在低风险患者中为阴性则有助于排除患病风险。该程序易于学习和执行，只需要一个无菌的钝金属探针（轻轻插入伤口，通过感觉坚硬，坚韧的结构确定阳性测试），价格低廉且基本无害，但观察者之间的协议是只有温和。

在血液检查中，ESR 是最有用的，具有快速升高的速率（>70mm/hr），表明骨感染。任何可能患有骨感染的患者最初应该有足部 X 线平片。由经验丰富的读者解释，骨感染的特征性发现（见表 5 -3）高度提示骨髓炎，但在感染的前几周 X 射线通常是阴性的，并且可能由 Charcot 骨关节病和其他疾病引起异常发现。普通 X 射线可广泛获得，相对便宜并且伤害最小。一项对107例组织学证实的DFO患者的回顾性研究发现，在调整混杂因素后，WBC无法用于诊断DFO，但ESR（特别是），以及CRP和X线片实际上比MRI更有用。

推荐6： ①对于患有糖尿病和疑似足部骨髓炎的患者，如果普通X光片和临床和实验室检查结果与骨髓炎最吻合，我们建议不要进一步对足部进行成像以确定诊断。（强；低）。②如果对骨髓炎的诊断仍有疑问，可考虑订购一项高级成像研究，如磁共振成像扫描，18F - FDG - 正电子发射断层扫描/计算机断层扫描（CT）或白细胞闪烁扫描（有或没有CT）。（强；中等）

理论依据： 根据患者的情况，许多患者不需要用于诊断骨髓炎的高级成像。需要时，MRI，灵敏度约为0.9和特异性约0.8，是几十年来最广泛使用的测试。一项对32例经病理证实的DFO的回顾性研究发现，与普通X射线相比，MRI在指导手术治疗方面具有附加价值，与手术结果的一致性高5倍。MRI广泛应用（在高收入国家），成本低于一些较新的先进成像技术，涵盖了足部软组织和骨感染的存在和解剖结构。来自非感染性病理的反应性骨髓水肿的存在，例如创伤，先前的足部手术或Charcot神经关节病，降低了特异性和阳性预测值。在选择的可能存在神经 - 骨关节病的患者中，MR血管造影等新技术动态对比增强MRI或神经成像可以更好地区分Charcot和骨髓炎。更新的先进成像测试，特别是^{18}F - 氟脱氧葡萄糖（FDG）- PET/CT和^{99}mTc - exametazime（HMPAO）标记的白细胞闪烁扫描可用于有MRI禁忌证的患者，并且似乎比MRI具有更高的特异性（特别是当非感染性骨质变化更可能时），但可用性有限，需要特殊专业知识并且更昂贵。相较于于其他核医学技术（例如，白细胞成像），PET（尤其是CT）具有高空间分辨率和精确的解剖定位，对慢性感染的敏感性可能更高，呈现更容易，结果更快，辐射照射更低。然而，目前PET的支持数据不太稳健，并且不能区分感染和炎症（包括来自急性Charcot足）。这些先进成像技术的可用性和成本可能在不同的位置有所不同，但它们可能是在诊断仍然存在疑问且获得骨活检的选择有限的情况下有用。先进的成像（尤其是MRI）对于选定病例的手术计划也很有用，例如在手术前识别化脓性集合或骨受累程度。

与软组织感染一样（见上文），临床医师可能很难知道何时成功治疗 DFO。尽管上层软组织感染的解决方案令患者放心，但临床症状和体征通常很少。先前升高的血清炎症标志物的减少表明改善感染。普通的 X 射线显示没有进一步的骨质破坏，也有更好的骨骼愈合迹象，同样表明在改善（表 5-3）。并且，一些较新的先进成像研究，例如 WBC 标记的 SPECT/CT，FDG PET/CT，在证明感染的消退方面可能更敏感。然而，目前的技术状态是，如果诊断测试显示改善，DFO 最好说处于"缓解"状态。在结束后至少一年内没有证据表明复发的情况下，才应可能被视为"治愈"。接受 DFI 治疗的患者的另一个结果是在同一位置感染复发。在一项超过1000 次中度或重度 DFI（包括骨髓炎）发作的研究中，25% 的患者注意到复发感染。1 年内患有 1 型糖尿病，免疫抑制，死骨未进行截肢或血运重建，但与抗菌药物治疗的途径或持续时间无关的患者的复发风险更高。

表 5-3 平片 X 射线上糖尿病足骨髓炎的特征

系列射线照片上新的或不断发展的射线照相特征*，包括：
- 骨皮质缺失，骨质侵蚀或脱矿质
- 小梁模式或骨髓放射性的局灶性丧失（脱矿质）
- 骨膜反应或升高
- 骨硬化，有或没有侵蚀

皮下脂肪的软组织密度异常，或气体密度，从皮肤向皮肤延伸下面的骨骼，暗示深部溃疡或窦道。

死骨的存在：失活的骨骼与放射状态的外观与正常骨骼分离

存在 involucrum**：在以前存在的骨骼之外的新骨骼生长层起源于剥离骨膜。

阴沟的存在**：在塞子或皮层中开口，通过其进行死骨或肉芽组织可能会排出。

注意：* 通常间隔几周。** 糖尿病足骨髓炎的一些特征（如死骨，内脏和阴沟）较少见于骨骼较大的骨髓炎患者。

推荐 7：对于患有糖尿病和疑似足部骨髓炎的患者，选择治疗方案时需要做出明确诊断或确定致病病原体，收集骨样（经皮或手术）以培养临床相关骨微生物和组织病理学（如果可能的话）。（强；低）

理论依据：获取骨骼标本以诊断糖尿病足的骨髓炎是诊断感染的普遍接受的标准，也是确定致病病原体的唯一确定方法。现有证据表明，以无菌方式（即经皮或手术，而不是通过伤口）采集骨样本是安全的，并提供最准确的真实病原体评估。

预期直接比较 46 对疑似 DFO 患者的伤口和经皮骨活检发现结果相同的比率仅为 42%。为了避免假阴性培养，一些专家建议在接受抗菌药物治疗的患者中推迟骨活检，直到他们停止治疗为止。至少几天，理想情况下至少两周。虽然这似乎在理论上是合理的，但各种类型骨感染的研究报告包括 DFO 表明，在骨培养之前接受抗菌药物治疗似乎不会降低阳性培养物的百分比或培养阳性的时间。活检通常不痛（因为大多数受影响的患者有感觉神经病）并且并发症非常罕见。虽然在几乎所有病例中获得骨标本在理论上是有用的，但这通常是不切实际的，因为手术需要一些时间，经验和费用。因此，当难以检测致病病原体或其抗菌药物易感性时，最重要的是进行骨活检，例如，有抗菌药物耐药菌株风险的患者，曾经接受抗菌药物治疗或软组织的培养标本生长多种病原体的患者。如果软组织感染的无菌采集的深部组织标本仅生长单一的致病性病原体，尤其是金黄色葡萄球菌，则可能不需要活组织检查。如果一个或多个骨标本同时具有阳性培养，则可以最有效地诊断骨髓炎。特征组织病理学发现培养具有确定致病病原体的优势，但如果患者接受抗菌药物治疗，组织学可能更敏感，如果需要注意样本污染则更具特异性。值得注意的是，通过组织病理学诊断骨髓炎的一致性较低。（一项研究中 <40%），组织病理学与足骨标本培养之间的一致性也很差（一项研究中为 41%）。软组织标本（即使是靠近骨骼收集的标本）的培养通常会错过致病病原体或产生可能的污染物，因此不如骨培养物准确。据报道，同期的软组织和骨骼培养物之间的一致率大约≤50%。

2. 微生物学

（1）PICO：在患有糖尿病和足部感染的患者中，伤口组织的标本（通过刮除术或活组织检查获得）提供了比伤口拭子更多的临床有用的病原体生长或避免污染物的信息吗？

推荐8：①收集适当的标本用于培养几乎所有临床感染的溃疡，以确定致病病原体。（强；低）；②对于软组织糖尿病足感染，通过从溃疡无菌收集组织样本（通过刮除或活组织检查）获得用于培养的样品。（强；中等）。

理论依据：在绝大多数情况下，从 DFI 获得培养物（清洁和清创后，避免污染）后，提供有关致病病原体及其抗菌药物易感性的有用信息，从而适当选择抗菌药物治疗。对于最近未接受过抗菌药物治疗并且没有其他异常或抗菌药物耐药病原体危险因素的患者的急性非严重 DFI（例如，基于特定暴露或先前的培养结果），不做标本培养选择经验性治疗可能是合理的。在大多数临床情况下，最容易通过浅表拭子收集软组织标本，但最近的研究，包括两项系统评价（低质量证据），一项小型前瞻性研究和一项设计良好的前瞻性研究表明，组织标本对培养结果的敏感性和特异性高于拭子。收集组织标本可能需要稍微多一些训练并且有轻微的不适或出血风险，但我们认为其好处明显超过这些最小的风险。由于没有明确的溃疡感染定义标准，说明采用何种标本采集方法的证据受到限制。对于明显适当的治疗无反应的患者，重复培养可能是有用的，但这可能导致分离出可能是污染物而非病原体的抗菌药物耐药性的菌株。一个关键的警告是，结果的准确性取决于整个样本途径中临床和微生物学人员之间提供的信息质量，从收集到运输到处理再到报告。协作非常重要：临床医师应提供与样本相关的关键临床细节，临床微生物学应提供有关分离出的微生物及其易感性概况的充分综合报告。对于在低收入或有限资源环境中出现而没有培养或后续护理的患者，从 DFI 进行革兰氏染色涂片可能是一种相对简单且廉价的方法来可视化可能的致病病原体类别，从而帮助直接进行经验治疗。

（2）PICO：在患有糖尿病和足部感染的患者中，分子（基因型）微生物学测试的结果能否更好地区分可能需要抗菌药物治疗的临床相关病原体而不是标准（表型）培养物？

推荐9：不要使用分子微生物学技术（替代传统培养）来对患有糖尿病足感染的患者的病原体进行一线鉴定。（强；低）

理论依据：分子微生物学技术已经证明，大多数 DFIs 中的菌群比常规培养方法所揭示的更为多样和丰富。虽然棒状杆菌属（Corynebacterium spp）和专性厌氧菌在测序技术上似乎更为普遍，但它们作为多微生物感染的一部分的致病作用尚不清楚。总体而言，分子测序和常规培养方法之间在确定的临床相关病原体方面通常有很好的一致性。对软组织或骨感染采用分子测序的少数研究招募了相对较少的受试者，存在偏倚的高风险，并且没有提供关于临床管理指导的研究结果的信息。具体而言，我们不知道通过分子方法鉴定的许多细菌属中的哪一个有助于临床感染状态或需要定向抗菌药物治疗。此外，分子方法能识别活的和死的有机体，并且通常不评估鉴定的分离物的抗菌药物敏感性。目前尚不清楚确定伤口中存在的微生物数量（微生物负荷或操作分类单位），或寻找毒力因子或毒素产生的基因标记作为诊断或预后辅助，将提供超出现有实践的任何额外临床益处。最后，与标准培养技术相比，分子方法可能更昂贵并且需要更多的处理时间，但使用更新的方法并考虑完整的测试途径则更少。因此，目前临床医师应继续要求传统的标本培养物来确定致病微生物的特性及其抗菌药物敏感性。

无论从标本中确定致病病原体的方法如何，临床和实验室工作人员之间的合作和协商将最大程度地帮助彼此。临床医师应提供给微生物学实验室关键临床信息（例如，感染病灶的类型和部位，最近的抗菌治疗），可以在送检单上或直接沟通。

同样，实验室人员应提供关于如何获得最佳标本的明确信息（如有要求），并尽快提供初步和最终鉴定。

3. 治疗

（3）PICO：在患有糖尿病和足部感染的患者中，任何特定的抗菌药物治疗方案（特定药物，途径，持续时间）是否优于其他治疗软组织或骨感染的方案？

推荐 10：在已发表的随机对照试验中显示有效的抗菌药物来治疗糖尿病足感染的患者并且适合于个体患者，可以考虑的药物包括：青霉素、头孢菌素、碳青霉烯、甲硝唑（与其他抗菌药物联合使用）、克林霉素、利奈唑胺、达托霉素、氟喹诺酮类或万古霉素，但不含替加环素。（强；高）

推荐 11：根据以下因素选择用于治疗糖尿病足感染的抗菌药物：①可能或已证实的致病病原体及其抗菌药物敏感性；②感染的临床严重程度；③已发表该药物治疗糖尿病足感染的证据；④不良事件的风险，包括对共生菌群的附带损害；⑤药物相互作用的可能性，药物可及性和治疗费用。（强；中等）

推荐 12：初始通过肠胃外途径对任何患有严重糖尿病足感染的患者进行抗感染治疗。如果患者在临床上有所改善，没有口服治疗的禁忌证，并且有适当的口服药物，请改用口服治疗。（强；低）

推荐 13：对于轻度糖尿病足感染和大多数中度糖尿病足感染的患者用口服抗菌药物治疗，无论是在初始治疗还是通过初始静脉治疗后明显改善。（弱；低）

推荐 14：我们建议不要使用任何现有的局部抗菌药物来治疗轻度糖尿病足感染。（弱；中等）

理论依据：几乎所有软组织 DFI 患者都需要通过适当途径给予抗菌药物治疗。对于轻度和中度感染，使用良好吸收的口服抗菌药物治疗通常是有效的。对于感染较严重的患者（约分级 3 患者和最多分级 4 的患者），最初的肠外抗菌药物治疗有助于立即达到高血清水平，但通常可在一周内转为口服治疗。基于许多研究（大多数受方法学缺陷限制），比较 DFI 患者的各种口服或肠胃外抗菌药物，大多数情况下使用任何适当选择的抗菌药物药物治疗都是有效的。经验治疗应该基于临床医师对可能致病病原体及其本地区抗菌药物敏感性的最佳猜测，以及各种其他因素（例如，药物过敏史，近期住院治疗，患者合并症（例如肾透析），不良事件的可能性或潜在的药物相互作用，各种药物的可及性和成本）。鉴于 DFI 的复杂性和多种微生物性质，确定性治疗应特别基于抗菌药物管理原则（最好选择适当的方案，具有最窄的抗菌谱，最短的治疗持续时间，最少的副作用，最安全和最便宜的途径）。DFI 的伤口培养结果通常是多微生物的；虽然应该处理分离出的毒性病原体（例如，金黄色葡萄球菌或 β - 溶血性链球菌），但是一些毒力较弱的分离株（例如，棒状杆菌或凝固酶阴性葡萄球菌）通常是可能不需要靶向抗菌药物治疗的污染物或定植物。

一些国家或机构出于各种原因限制使用某些抗菌药物（例如氟喹诺酮，利福平）。一般而言，"一线"抗菌药物选择通常是成熟的药剂，而新药通常保留用于抗菌药物耐药的病原体。临床医师应考虑咨询感染病/微生物学专家，了解难治病例的抗菌药物治疗，例如由异常或高度耐药的病原体引起的病例。

局部抗微生物的治疗具有许多理论上的优点，特别是仅在感染部位使用小剂量，因此可能限制成本，不良事件和抗菌药物耐药性的问题。不幸的是，没有已发表的研究支持治疗轻度感染（单独局部治疗）或中度感染（局部治疗辅助全身抗菌药物治疗）。具体而言，近期大型未发表的用 pexiganan（一种抗菌药物）或庆大霉素 – 胶原海绵局部治疗轻度 DFI 的研究未能证明优于单独的标准护理。同样，已发表的庆大霉素 – 胶原海绵治疗轻度 DFI 或作为中度或重度 DFI 辅助治疗（全身抗菌药物）的试验显示无益处。没有一种抗菌药物类或药物被证明优于其他药物，但替加环素在临床上不如厄他培南（加或不加万古霉素）治疗软组织（以及一小部分骨）感染 – 超过 1000 例患者的临床试验设计该研究还表明替加环素治疗患者的不良事件发生率明显较高。一项针对 DFIs 替加环素治疗的 105 例患者的前瞻性观察研究报告，仅有约 57% 的中度或重度感染患者临床成功，外周动脉疾病患者的治愈率显着降低，44% 的患者治疗效果不佳。其他研究显示，长期使用替加环素治疗失败率很高，并且与恶心率高有关。最近的研究表明，许多（也许是大多数）DFIs 是由生物膜模式的细菌引起的，尽管生物膜感染很难在临床上诊断。与浮游生物感染相比，生物膜中的病原体更难以治疗，但一些抗菌药物（如利福平，达托霉素，磷霉素）似乎比其他抗菌药物更有效。通过适当选择的抗菌药物治疗（结合任何必要的手术和适当的代谢控制和伤口护理），大多数 DFIs 可以在有限的危害下成功治疗。

推荐 15：①对患有皮肤或软组织糖尿病足感染的患者进行抗菌药物治疗，时间持续 1 至 2 周。（强；高）；②如果感染改善但是分布广泛，控制速度比预期慢，或者如果患者患有严重的外周动脉疾病，考虑继续治疗，时间可能长达 3~4 周。（弱；低）；③如果在明显适当的治疗 4 周后感染的证据没有得到解决，则重新评估患者并重新考虑进一步诊断检查或替代治疗的必要性。（强；低）

理论依据：抗菌药物管理的原则包括将用于治疗伤口的抗菌药物治疗的持续时间限制在获得良好结果所需的最少天数。更长时间的抗菌药物治疗与不良事件风险增加，宿主微生物群破坏更严重、更高费用和更多的病患者不便有关。在已发表的 DFIs 研究中，抗菌药物治疗持续时间为 5 至 28 天，但他们没有提供任何建议最佳持续时间的数据，也没有提供何时适当停止抗菌药物治疗的标准。在大多数研究中，患者接受了任何需要的浅表或深度清创术。排除坏死或化脓组织和严重外周动脉疾病的患者。根据专家意见，可以用不到一周的抗菌药物治疗来治疗轻微快速消退的软组织感染，同时将抗菌药物治疗延长至 2~4 周可能适用于一些广泛感染或肢体缺血限制抗菌药物分布和溃疡愈合的患者。当适当的 DFI 治疗似乎失败时，临床医师应该重新考虑哪种治疗可能更合适，而不是延长抗菌药物治疗的疗程。要问的关键问题（图 5-1）包括：所选抗菌药物剂涵盖的所有可能的病原体吗；有新的病原体（可能并发于抗菌药物治疗）吗；抗菌药物是按规定给予/服用的（无论是在医院还是在门诊）吗；肠道吸收受损吗；有由于外周动脉疾病未得到解决，灌注不足的可能性吗；可能有未确诊的脓肿、异物、骨髓炎或其他可能需要手术的并发症吗？虽然大多数这些建议的证据很少或有限，但几十年的临床经验支持我们提出这些强有力的建议。

推荐 16：对于最近未接受过抗菌药物治疗且居住在温带气候区域的患者，在轻度糖尿病足感染的情况下，针对需氧革兰氏阳性病原体（β-溶血性链球菌和金黄色葡萄球菌）进行经验性抗菌药物治疗。（强；低）

推荐 17：对于居住在热带/亚热带气候的患者，或在几周内接受抗菌药物治疗的患者，有严重缺血性肢体，或中度或重度感染，我们建议选择涵盖革兰氏阳性病原体的经验性抗菌药物治疗方案，通常会分离出革兰氏阴性病原体，并且在中度至重度糖尿病足感染的情况下可能存在厌氧菌。然后，根据临床反应和培养及敏感性结果重新考虑抗菌药物方案。（弱；低）

推荐 18：针对铜绿假单胞菌的经验性治疗在温带气候下通常不是必需的，但如果在过去几周内或在热带/亚热带气候下（至少对于中度或重度感染）从受影响部位的培养物中分离出铜绿假单胞菌，则应考虑这种情况。（弱；低）

理论依据：大多数 DFIs 患者的初始抗菌药物治疗将是经验性的；目标是覆盖可能的病原体而不是处方不必要的广谱方案。然后，应根据经验性治疗的临床反应和正确收集的标本的结果来确定最终治疗。几十年来，研究（几乎全部来自北美和欧洲的温带气候）一致表明，DFIs 中最常见的病原体是需氧革兰氏阳性球菌，尤其是金黄色葡萄球菌，以及较小程度的链球菌和凝固酶阴性葡萄球菌。最近对来自热带/亚热带气候（主要是亚洲和北非）患者的 DFIs 的研究表明，需氧革兰阴性杆菌通常

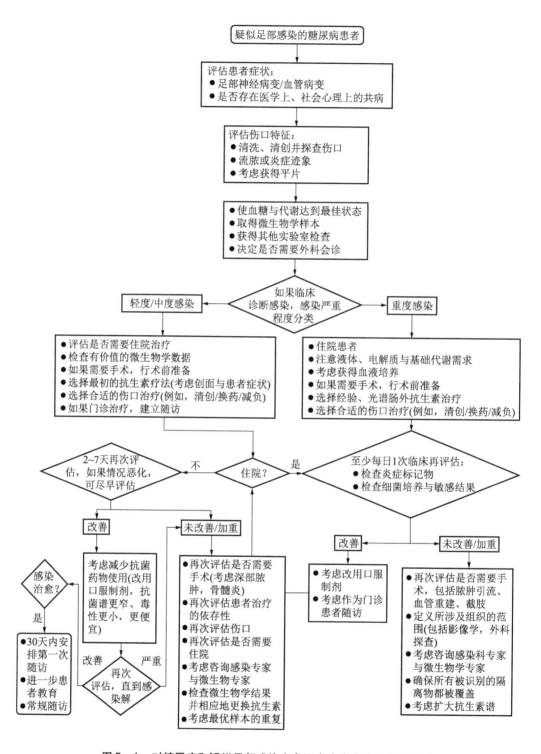

图 5-1　对糖尿病和疑似足部感染患者逐步治疗方法的建议综述

是单独或与革兰氏阳性球菌联合分离的。这些考虑因素，包括患者最近是否有接受过抗菌药物治疗，是否从最近的一种培养物中分离出革兰阴性杆菌，是否经常接触水（铜绿假单胞菌的来源）或来自病原体常常对常用抗菌药物有耐药的环境，是选择经验性抗菌药物治疗方案的关键。针对铜绿假单胞菌的经验性治疗通常需要额外的或更广谱的药物，在温带气候下通常是不必要的。但是，应该考虑在热带/亚热带气候中，或者是否从受影响患者的先前培养物中分离出铜绿假单胞菌。当然，临床医师应根据临床反应和培养及敏感性结果重新评估方案，并考虑改用更合适、更安全、更方便或更便宜的药物。

专性厌氧菌可以在DFIs中起作用，特别是在缺血性肢体和脓肿的情况下，对于这些病原体的经验性治疗，如使用咪唑（甲硝唑）或β-内酰胺与β内酰胺酶抑制剂，应考虑用于缺血或恶臭排放有关的DFIs。一些较新的头孢菌素（与酶抑制剂结合）和氟喹诺酮类药物对大多数专性厌氧菌具有活性，这可能排除了将其与抗厌氧剂结合的需要。然而，还没有足够的已发表数据建议使用这些药物治疗糖尿病足感染的厌氧菌（表5-4）。

表5-4 为糖尿病足感染选择经验性抗菌药物方案

感染严重	其他因素	通常病原体[a]	潜在的经验方案[b]
轻度	没有复杂性特征	GPC	S-S pen；第一代ceph
	β-内酰胺过敏或不耐受	GPC	克林霉素；FQ；T/S；大环内酯类；强力霉素
	最近的抗菌药物暴露	GPC + GNR	ß-L-ase-1；T/S；FQ
	MRSA的风险很高	MRSA	利奈唑胺；T/S；强力霉素；大环内酯类
中等或严重[c]	没有复杂性特征	GPC ± GNR	ß-L-ase-1；第二/第三代ceph
	最近的抗菌药物	GPC ± GNR	ß-L-ase-2；第三代ceph；第1组碳青霉烯（取决于既往治疗；寻求建议）
	浸软性溃疡或温暖气候	GNR，包括假单胞菌	ß-L-ase-2；S-S pen + 头孢他啶；S-S pen cipro；第2组碳青霉烯
	缺血肢体/坏死/气体形成	GPC ± GNR ± 厌氧菌	ß-L-ase 1或2；第1组或第2组碳青霉烯；第2代/第3代ceph + 克林霉素或甲硝唑

感染严重	其他因素	通常病原体[a]	潜在的经验方案[b]
中等或严重[c]	MRSA 风险因素	MRSA	考虑添加或替代为糖肽类；利奈唑胺；达托霉素；夫西地酸 T/S（±rif）*；多西环素
	耐药 GNR 的危险因素	ESBL	碳青霉烯类抗菌药物；FQ；氨基糖苷类和多粘菌素

注意：参考本方案时建议基于理论考虑和可用临床试验的结果。缩写：GPC：革兰氏阳性球菌（葡萄球菌和链球菌）；GNR：革兰氏阴性杆菌；MRSA：耐甲氧西林金黄色葡萄球菌；ESBL：产超广谱 β-内酰胺酶的生物体；S-S pen：半合成青霉素酶青霉素；β-L-ase2：β-内酰胺酶，β-内酰胺酶抑制剂；β-L-ase1：阿莫西林/克拉维酸，氨苄青霉素/舒巴坦；β-L-ase 2：替卡西林/克拉维酸盐，哌拉西林/他唑巴坦；doxy：强力霉素；第 1 组碳青霉烯：厄他培南；第 2 组碳青霉烯：亚胺培南，美罗培南，多利培南；头孢菌素：头孢菌素；gen：世代；Pip/tazo：哌拉西林/他唑巴坦；FQ：氟喹诺酮对需氧革兰氏阳性球菌（如左氧氟沙星或莫西沙星）具有良好的活性；cipro：抗假单胞菌氟喹诺酮，例如环丙沙星；T/S，甲氧苄啶/磺胺甲恶唑；rif：rifamp（ic）in。* Rifamp（ic）in：因为它与较高的不良事件风险相关，并且在一些国家限制其使用，它可能最适合用于治疗骨髓炎或金属植入物相关感染。[a]指感染足部溃疡的分离物，而不仅仅是在另一个部位的定植。[b]给予严重感染的常用推荐剂量。如果列出不止一种药剂，除非另有说明，否则只应规定其中一种药剂。考虑改变为患有合并症的患者选择的剂量或药剂，例如氮质血症，肝功能障碍，肥胖症。[c]口服抗菌药物药物一般不应用于严重感染，除非是在初次肠外治疗后进行随访（转换）。

推荐 19：不要采用全身或局部抗菌药物治疗来治疗临床未感染的足部溃疡来降低感染风险或促进溃疡愈合。（强；低）

理论依据：没有令患者信服的数据支持这一概念，即为临床未感染的溃疡开抗菌药物治疗可加速愈合或降低发生临床明显感染的风险。一项对 77 例未感染 DFU 患者进行重复培养的研究发现，没有任何培养参数显示出对任何 DFU 结果的预测价值。

有时可能很难知道糖尿病足溃疡是否被感染，特别是在存在诸如周围神经病或外周动脉疾病的合并症的情况下。出于这个原因，一些临床医师接受"继发"体征或症状，例如脆性肉芽组织，溃疡破坏，臭味或渗出物量增加作为感染的证据。所有开放性溃疡都将携带微生物，包括具有潜在致病性的微生物，并且一些证据表明这些可能会损害愈合。并且，临床上未感染的溃疡可能在它们愈合的长时间内被感染。由于这些（和其他）原因，许多临床医师为临床未感染的溃疡开出抗菌药物治疗。但是，没有令患者信服的数据支持这是有益的。此外，由于大约一半的 DFUs 在临床上都没有感染，这可能导致患者大量接触可能不必要且通常有害的抗菌药物治疗。我们坚信，对于临床未感染溃疡的患者，可能会对抗菌药物治疗（对患者，医疗保健系统和整个社会）造成潜在危害（抗菌药物治疗的不良反应，对患者的不便，药物成本，可能驱动抗菌药物耐药性）明显超过任何理论上的好处。

（4）PICO：在患有糖尿病和足部骨髓炎的患者中，是否存在非手术（仅抗菌药物）治疗与手术治疗一样安全有效（达到缓解）的情况？

推荐 20：非外科医师应该在严重感染或中度感染并发广泛性坏疽，坏死性感染，表明深部（筋膜下方）脓肿或室间隔综合征或严重下肢缺血的中度感染的情况下紧急咨询外科专家。（强；低）

推荐 21：①在患有糖尿病和无并发症的前足骨髓炎的患者中，没有其他手术治疗适应证，可考虑使用抗菌药物治疗，无需手术切除骨。（强；中等）；②在患有可能的糖尿病足骨髓炎并伴有软组织感染的患者中，紧急评估手术的必要性以及强化的术后治疗和手术随访。（强；中等）

推荐 22：选择临床研究中已证实对骨髓炎有效的抗菌药物治疗糖尿病足骨髓炎。（强；低）

推荐 23：①用抗菌药物治疗治疗糖尿病足骨髓炎不超过 6 周。如果感染在前 2~4 周内没有临床改善，则重新考虑收集用于培养的骨样本，进行手术切除或选择替代抗菌药物方案。（强；中等）；②如果没有软组织感染并且所有感染的骨骼都已通过手术切除，则用抗菌药物治疗糖尿病足骨髓炎仅需几天。（弱；低）

推荐 24：对于最初需要胃肠外治疗的糖尿病足骨髓炎病例，如果可能或已证实的病原体对可用的口服药物敏感且患者没有临床症状排除，则 5~7 天后考虑改用具有高生物利用度的口服抗菌药物治疗方案。（弱；中等）

理论依据：虽然 DFIs 需要抗菌药物治疗，但通常还不够。大多数 DFI 患者需要进行一些手术治疗，包括小型床旁清创术或切开引流术和主要手术程序，包括切除深部感染组织，引流脓肿或感染隔室，切除坏死或感染骨，或血运重建。虽然有些程序是为方便而安排的，但有些情况需要立即进行手术。深部感染的存在或严重程度通常难以评估，并且可能仅在手术期间被识别。虽然几乎没有公布的证据可以解决这个问题，但我们坚信非外科医师应该考虑何时以及如何紧急地与大多数 DFIs 的外科医师进行协商。

感染骨的手术切除长期以来一直是骨髓炎的标准治疗方法，但在过去的二十年中，一些回顾性案例研究，一项回顾性队列研究和一项前瞻性对照研究的证据表明，适当选择患者单独使用抗菌药物疗法是有效的。虽然对于任何患有 DFO 的患者，可以考虑使用抗菌药物治疗而无需手术切除骨骼，根据公布的数据，考虑非手术治疗的最佳病例包括仅限于前足的 DFO，病情稳定的患者，对于足部手术治疗没有其他机械需求，并且对其有适当的抗菌药物治疗方案。DFO 的外科手术或药物治疗都有优点和缺点，因此临床医师应该让患者（和家属）参与决定。

在没有软组织感染并发症的情况下，例如深部脓肿，广泛的坏死或坏疽，组织气体或隔室综合征，大多数 DFO 病例不需要紧急手术。执行任何所需的手术作为治疗方案允许治疗团队决定需要哪些诊断检查，并选择适当的经验性抗菌药物治疗，以及患者教育。该推荐主要基于专家意见，因为已发表的研究通常不会根据任何伴随的软组织感染的存在或严重程度对 DFO 患者进行分层。提供有关该问题数据的少数研究一般发现患有伴随软组织感染的 DFO 患者（可能是伴有外周动脉疾病的患者）需要更加紧急和广泛的手术，并且住院时间更长，结果更差。一项小型研究表明，不需要紧急手术的患者可以采用两步法治疗软组织和骨的混合感染：对软组织感染选定抗菌药物治疗（必要时经验，然后结合培养结果），然后进行抗菌药物治疗 ≥2 周，之后进行骨活检（只有在显示骨髓炎的情况下才进一步治疗）。这种方法需要进一步研究。

当为 DFO 开具抗菌药物治疗时，临床医师必须考虑几个问题。抗菌药物在骨骼中的渗透是可变的，但大多数类别可以在受感染的骨骼中达到足够的水平。我们建议在推荐剂量范围的较高端给予抗菌药物药物，并且通常在治疗的总持续时间显著长于软组织感染。大多数已发表的研究最初都是肠胃外给予抗菌药物，至少几天，但目前还不清楚这是否必要。我们认为临床医师可以在精心挑选的轻度和有限软组织和骨感染患者中通过口服途径开出初始治疗方案。许多抗菌药物药物已经显示出治疗 DFO 的功效，包括克林霉素，各种 β－内酰胺 β－内酰胺酶抑制剂（例如氨苄西林/舒巴坦）和氟喹诺酮。一种抗菌药物可能（基于有限的数据）对生物膜相关的葡萄球菌（通常是金黄色葡萄球菌）感染如 DFO 或硬件感染特别有效，如利福平（或利福霉素）。支持这种用途的数据是有限的。利福平必须谨慎使用（特别是服用多种药物或有结核病风险的患者），尤其是与致病病原体敏感的另一种药物（如氟喹诺酮）联合使用。一项正在进行的大型多中心美国试验（VA INTREPID）正在研究利福平在治疗 DFO 中的作用。几个病例系列和最近的一项大型 RCT 研究显示口服抗菌药物治疗（通常在静脉注射后至少几天）与复杂骨和关节感染（包括 DFO）的静脉治疗同样有效，且更安全，更便宜。

推荐的骨髓炎治疗持续时间传统上为 4～6 周，但这主要基于动物模型和临床经验。一些关于 DFO（和其他类型的骨髓炎）的研究表明，超过 6 周的治疗没有提供额外的益处，并且主要基于理论上的考虑，对于所有已经切除感染的骨的患者仅 1～2 周的治疗应该足够。一项对 1018 例 DFIs（包括一些 DFO）的回顾性队列研究发现，抗菌药物治疗的持续时间和肠外治疗的使用均未影响 DFIs 复发的风险。但是，当 DFO 处于缓解期时，临床医师无法通过确切的症状或检查发现 DFO，因此在宣布感染治愈之前，建议患者进行长期（通常至少一年）随访。如果不充分解决易诱发 DFO 指数发作的潜在条件，同一部位的另一种感染可能是新的复发，而不是复发。考虑到长期抑制性抗菌药物治疗，只有那些保留了骨科硬件或广泛坏死骨，不适合完全清创的患者才有必要考虑。

（5）PICO：对于正在接受足部手术的患有糖尿病和足部骨髓炎的患者，是否可以获得假定的未感染残留骨边缘的活组织检查，以确定是否需要进行额外的抗感染治疗？

推荐 25：①在为糖尿病足骨髓炎切除骨的手术中，考虑在切除的骨的残端处获得用于培养（并且如果可能的话，组织病理学）的骨标本以鉴定是否存在残留的骨感染。（弱；中等）；②如果在手术期间获得的无菌采集的培养标本生长病原体，或者如果组织学显示骨髓炎，则进行适当的抗菌药物治疗长达 6 周。（强；中等）

理论依据：一些研究表明，三分之一到三分之二的患者在切除后获得临床未感染骨（或称为"边缘"，"远端"或"近端"骨）他们有残余感染的培养或病理学证据。这一发现可能意味着感染的骨骼残留，需要进一步的抗菌药物和/或手术治疗。至关重要的是尽可能无菌地收集骨样本，包括使用一套新的无菌器械。在手术期间获得的骨样本可能比经皮组织活检更可能被邻近的感染软组织污染。在两项研究中，同一样本的组织学阳性率明显较低，支持了许多阳性骨培养为假阳性的可能性。当然，培养物也可能是假阴性，特别是在接受抗菌药物治疗的患者或当样品没有被适当地运输和处理时。另一个问题是缺乏糖尿病足中骨髓炎的共识定义。三项研究发现，足骨切除后有残留骨髓炎证据的患者比骨活检结果阴性的患者更有可能获得较差的结果，我们认为，为大多数具有阳性骨培养的患者提供进一步的抗感染治疗是明智的。

（6）PICO：对于患有糖尿病和足部感染的患者，是否在全身抗菌药物治疗中加入任何特定的辅助治疗可以提高感染临床表现的分辨率或加速溃疡愈合？

我们将辅助治疗定义为既不是抗菌药物治疗也不是手术治疗，但通常与这些标准治疗联合使用。已经提出了许多类型的辅助治疗，但是可获得的公开证据表明它们的功效是有限的并且通常质量非常低。

推荐 26：对于糖尿病足感染，如果唯一的适应证是专门用于治疗感染，请不要使用高压氧治疗或局部氧疗作为辅助治疗。（弱；低）

理论依据：许多糖尿病足溃疡无法愈合，定植微生物可能在这一过程中发挥作用。高压氧疗法（HBOT）除了声称的溃疡愈合益处外，还被认为在软组织和骨骼中具有多种抗菌作用。因此，各种类型的 DFIs 中考虑辅助 HBOT 是否有助于治愈是合理的。一些组织（一些偏向于使用 HBOT 的组织）建议应考虑 HBOT 治疗感染（特别是厌氧），包括骨髓炎（特别是慢性或难治性）。系统评价（病例报告和队列研究）显示各种形式的慢性骨髓炎辅助 HBOT 治疗可能是有益的，但很少有关于DFO 的研究，而且现有证据的质量很低。尽管 HBOT 在糖尿病足溃疡愈合中的作用仍有争议，但在众多糖尿病足溃疡患者的研究中，只有一项专门关注足感染问题。使用非标准化方法且缺乏明确定义（包括感染）的小规模，低质量研究的结果不足以支持推荐 HBOT 治疗糖尿病足感染。HBOT 肯定与经济费用，潜在的不良事件和不便有关（需要在医疗环境中进行日常治疗）。因此，在没有任何实质性数据来支持其治疗软组织或骨感染效果的情况下，也没有通过抗菌作用促进溃疡愈合，我们认为成本和不便超过任何理论上的益处。

除了全身性 HBOT 外，还可以通过局部或局部方法将高水平的氧气输送到伤口。尽管数十年来对局部氧治疗的各种方法进行了研究，但只有少数患者发表了病例报告，而且没有足够的证据支持使用这种辅助治疗。

推荐 27：专门针对糖尿病足溃疡的感染：①不使用辅助粒细胞集落刺激因子治疗（弱；中度）；②不要经常使用局部防腐剂，银制剂，蜂蜜，噬菌体疗法或负压伤口疗法（有或没有滴注）。（弱；低）

理论依据：由于粒细胞集落刺激因子（G－CSF）增加了中性粒细胞内皮祖细胞从骨髓中的释放，并改善了中性粒细胞功能，这些功能常常在糖尿病患者中受损，因此研究调查了它们在治疗糖尿病足溃疡感染中的潜在作用。2013 年更新的 Cochrane 数据库系统评价得出结论，使用 G－CSF 治疗似乎不会增加感染或治愈足溃疡的可能性。自本次审查以来，我们未发现有关该主题的相关已发表研究。虽然 G－CSF 可以减少对外科手术干预的需要，特别是截肢或住院时间，但尚不清楚哪些患者可能受益并且 G－CSF 制剂通常不可及且昂贵。

抗菌药物耐药生物感染的问题日益严重，需要开发标准抗菌药物疗法的替代疗法。各种类型的防腐剂已被用于治疗糖尿病足溃疡，但现有的证据并不支持大多数这些防腐剂的有益效果。银已被证明具有抗菌作用，局部含银治疗（面霜，敷料）等）已广泛用于感染的糖尿病足溃疡。虽然银化合物可能在溃疡愈合方面提供一些益处，但几乎没有证据（包括来自几个系统评价）支持它们治疗或预防溃疡感染的有效性。然而，一些小型研究表明它们具有抗感染作用。对受感染的 DFU 中的一些抗菌剂（如 cadexomer 碘，次氯酸溶液）的益处。有证据表明，含有银，钙离子和次氯酸盐溶液的敷料会减少溃疡中的微生物负荷。现有证据不足以确定含银敷料或局部用药是否能促进溃疡愈合或预防溃疡感染。为避免促进耐药性的发展，我们建议避免使用也可全身给药的局部抗菌药物。

蜂蜜长期以来因其明显的溃疡愈合效果用于治疗各种类型的溃疡，包括糖尿病足溃疡。这可能在一定程度上是由蜂蜜的抗菌/抗氧化剂介导的。除对渗透压、酸化 PH 和增加生长因子的影响外，还具有抗炎作用。外用蜂蜜似乎是安全的并且相对便宜。一些研究已经证明了蜂蜜对糖尿病足溃疡在体外或伤口获得的各种微生物的抗菌作用，但没有公开的研究清楚地证明对感染的临床效果。在一些患者群中，特别是在低收入国家，使用各种家庭疗法治疗 DFIs。虽然有些可能具有有益作用（例如，氯胺，长寿花，其他明显有害，是由于它们的直接作用或患者因此延迟寻求更合适的治疗。）

噬菌体已在临床上使用了 100 多年，但现有的有效性数据（主要来自东欧，大部分是体外）是有限的。关于使用噬菌体的少数出版物是缺乏对照组的低质量病例系列，其表明它对于某些类型的感染溃疡可能是安全有效的，但是许多国家的商业产品是有限且不可用的。尽管在一些国家中，广泛或甚至完全抗菌药物耐药性感染的发生率正在上升，但鉴于噬菌体证据稀少，抗菌药物治疗仍然是优选的。然而，使用噬菌体进行抗菌治疗可能是未来的一种选择。

负压伤口治疗（NPWT）涉及应用连接到真空吸引机的特殊伤口敷料，其将伤口和组织液从治疗区域吸入。一些证据表明 NPWT 在伤口中产生更多促血管生成和抗炎的分子条件。滴注 NPWT（NPWTi）是一种结合滴注（使用各种类型的无菌液体之一）和吸入的系统，用于清洗，并可能消毒伤口。虽然许多已发表的研究证明了 NPWT/NPWTi 的安全性和伤口愈合功效，但大多数质量相对较低，很少有人提到糖尿病足并发症，也没有人特别提到是否有利于解决伤口感染的证据。NPWT 广泛可用，但在大多数国家相当昂贵。

其他几种辅助治疗看起来很有希望，但基于有限的数据和缺乏广泛的可用性，目前很难提供任何建议。一个例子是光动力疗法（PDT），其使用光敏药物和可见光的组合，并且已经在体外显示可杀死各种细菌，真菌和病毒。几乎所有光敏剂都显示出对革兰氏阳性细菌的光动力学活性，但对革兰氏阴性细菌的活性仅限于某些阳离子光敏剂。一些低质量的小型研究报告称，PDT 可降低细菌负荷，治愈感染，并可能有助于减少下肢截肢。虽然 PDT 似乎安全且耐受性良好，但大多数国家尚未提供商业产品，目前尚不清楚大多数患者是否可以使用没有全身抗菌药物治疗的 PDT。

4. 糖尿病足感染的主要争议

关于糖尿病足感染性方面管理的许多领域仍然存在不确定性。我们选择了一些可能最需要进一步研究和思考的问题。

（1）临床医师应如何监测 DFIs 的治疗并确定感染何时得到解决？这是一个重要的未满足的需求，因为它是限制不必要的长期抗菌药物治疗的一种手段。

（2）糖尿病足骨髓炎的抗菌治疗的最佳持续时间是多少？由于骨感染比单纯软组织更难根除，推荐的抗菌药物治疗持续时间更长，但我们不知道最合适的持续时间。

（3）临床医师应该如何调整低收入国家的 DFIs 管理方法？其中一些国家的 DFIs 发病率上升幅度很大，资源有限，在不建议二级护理的情况下找到最佳方法，是改善预后的关键。

（4）什么时候，临床医师应该为有 DFIs 的患者预约成像检查？先进的成像检查可能既昂贵又耗时，并可能延误适当的治疗。因此，评估其成本效益以帮助优化使用可以改善 DFIs（尤其是 DFO）管理。

（5）在糖尿病足骨髓炎病例中，手术切除后获得残留或边缘骨的标本，可用于决定哪些患者需要进一步抗菌药物或手术治疗？一些研究表明，大部分手术切除感染骨的患者仍残留感染残骨。确定识别这些病例的最佳方法，以及进一步治疗是否能改善结果，有助于通知管理者。

（6）糖尿病足骨髓炎的主要内科治疗与主要外科治疗何时才合适？虽然各种类型的试验结果可以为这种选择提供信息，但还需要进行一项额外的大型，精心设计的前瞻性研究，以更明确地回答这个问题。

（7）伤口"细菌生物负载"的概念是否有定义和实际临床用途？该术语广泛用于伤口愈合（和行业），但没有达成一致的定义。确定它是否有价值，并使定义标准化，可以帮助行业开发有用的产品，帮助临床医师了解用于那些特定的临床情况。

（8）DFIs 的分子（基因型）微生物检测的价值和正确解释是什么？分子微生物学的时代正在不可避免地扩大，但我们必须通过研究提供数据来帮助临床医师了解这些技术的信息价值。

（9）局部或局部抗菌治疗是否有任何途径（方法或药剂）可有效地作为轻度感染的唯一疗法或中度或重度感染的辅助治疗？虽然有许多类型的局部或局部治疗可

用，但是是否和何时应该使用，没有令人信服的数据可以支持。这些方法，特别是当它们支持使用不全身给药的药剂，可以减少抗菌药物耐药性的加速问题。

（10）临床医师如何识别生物膜感染的存在以及治疗它的最佳方法是什么？研究表明，大多数慢性伤口感染涉及难以根除生物膜表型的微生物，但我们目前尚无关于如何诊断或治疗这些感染的明确信息。

第2节 指 南 解 读

本次指南聚焦糖尿病患者足部感染的诊断和治疗，并更新了 2015 年 IWGDF 感染指南。基于感染委员会开发的 PICOs，就感染诊断（新）和感染治疗（2016 年以来的更新）进行的系统评价，提供了 27 条建议。这些建议涵盖诊断软组织和骨感染的各个方面，包括用于诊断感染及其严重性的分类方案。值得注意的是，这是自2015 年前开发该分类方案以来进行的首次更新。本次指南还回顾了糖尿病足感染的微生物学，包括如何收集样本并处理它们以识别致病病原体。最后，讨论了治疗糖尿病足感染的方法，包括为软组织和骨感染选择适当的经验和目标治疗方案，何时及如何接受手术治疗以及认为对糖足感染方面有用或无用的辅助治疗的问题。对于此版本的指南，还更新了 2016 年指南中的四个表格和一个图表。认为遵循本指南中概述的诊断和治疗糖尿病足感染的原则可以帮助临床医师为这些患者提供更好的护理。2016 年糖尿病足感染管理干预系统评价的更新及与 DFIs 诊断相关问题的最新审查。值得注意的是，略微修改了 IWGDF 和美国感染病学会（IDSA）于 2004 年首次开发的分类系统，以确定糖尿病患者足部感染的存在和严重程度（见表 5 - 1）。在本指南中，将建议大致分为与诊断，微生物评估和治疗（抗菌药物，外科手术，辅助）相关的建议。

糖尿病患病率在全球范围内持续增加，导致足部并发症（包括感染）的发病率上升。糖尿病足感染（DFIs）与严重的并发症有关，需要频繁的医疗服务提供者访问，日常伤口护理，抗菌治疗，外科手术，相关医疗费用高。特别重要的是，DFIs仍然是最常见的需要住院的糖尿病并发症，并且是导致下肢截肢的最常见的诱发事件。患有糖尿病足溃疡的患者的预后较差：在为期一年的一项大型前瞻性研究中，溃疡仅愈合了46%（之后10%复发），15%死亡，17%需要下肢截肢。

糖尿病患者的足部感染肯定会导致不良后果，特别是截肢。在英国一项针对DFU感染患者的大型前瞻性研究中，经过一年的随访，溃疡仅愈合了46%，10%的患者复发。这些患者中有感染DFIs，17%接受下肢截肢，6%接受下肢血运重建，15%死亡。那些DFU存在时间超过2个月或IDSA/IWGDF评分较高者的预后较差。在最近一项针对美国DFIs住院的150000多名患者的评估中，超过三分之一的患者接受了下肢截肢手术，近8%的患者进行了下肢血运重建手术。但是，参加抗菌药物试验的患者研究和自己在专家中心跨学科团队治疗的患者中的经验表明，可以获得更好的预后。认为遵循本指南中概述的诊断和治疗DFIs的原则可以帮助临床医师为这些高危患者提供更好的护理。还鼓励的同事，尤其是糖尿病足诊所或医院病房的同事，考虑开展某些形式的调研（例如，登记，路径，跨学科小组会议），以监测和尝试改善DFIs患者的预后。因此，过去10年中对糖尿病足溃疡全球研究的书目分析发现，感染（DFIs）是最常见的话题和引用最多的出版物，这并不奇怪。

管理DFIs需要仔细注意正确诊断病情，获得适当的培养标本，仔细选择抗菌治疗，快速确定何时需要手术干预，并提供任何所需的额外伤口和整体患者护理。系统的，基于证据的方法管理DFIs可能改善结果，特别是解决感染和避免并发症，例如下肢截肢。这最好由跨学科团队进行，其中应尽可能包括感染疾病或临床/医学微生物学专家。当然，该团队还应确保最佳的局部伤口护理（例如，清洁和清创），减压，血管评估和治疗，如果需要，还有代谢（特别是血糖）控制。

感染最好定义为宿主组织中微生物的入侵和增殖，其诱导宿主炎症反应，随后通常是组织破坏。几乎所有DFIs都发生在开放性伤口；由于它们被微生物定殖，所以不能仅使用伤口培养物的结果来定义感染。相反，DFIs在临床上被定义为在患有糖尿病的患者中在踝骨下方的任何组织中存在炎症过程的表现。然而，在患有糖尿病足并发症的患者中，炎症的体征和症状可能因周围神经或外周动脉疾病或免疫功能障碍的存在而被掩盖。DFIs通常以保护性皮肤包膜破裂开始，通常在创伤或溃疡部位，最常见于患有周围神经病变的患者并且经常伴有外周动脉疾病。虽然很少是足部溃疡的主要原因，但存在肢体缺血会增加溃疡感染的风险并对感染结果产生不利影响。糖尿病患者的足部溃疡常常变成慢性，与生物力学应激增加，高血糖及其代谢后果，持续性炎症，细胞凋亡和缺血有关。易患足部感染的因素包括：溃疡深，长期或复发，或创伤性病因；不明确的糖尿病相关免疫扰动，尤其是中性粒细胞功能障碍；或者，慢性肾功能衰竭。虽然仅在少数研究中进行了验证，但慢性高血糖的病史可能易患 DFIs，其可能表明存在快速进展性或破坏性（坏死性）感染。

虽然大多数 DFIs 在呈现时相对表浅，但微生物可以连续扩散到皮下组织，包括筋膜，肌腱，肌肉，关节和骨骼。足部的解剖结构被分成几个独立但相互交流的隔室，促进感染的近端扩散。感染引起的炎症反应可能导致房室压力超过毛细血管压力，导致缺血性组织坏死，从而导致进行性感染。隔室内的肌腱促进感染的近端传播，感染通常从较高压力区域移动到较低压力区域。细菌毒力因子也可能在这些复杂的感染中发挥作用。

DFIs 患者全身症状（如发热，发冷），明显的白细胞增多或主要代谢紊乱并不常见，但它们的存在意味着更严重，可能有肢体威胁（甚至危及生命）的感染。如果不是经过诊断和正确治疗，DFIs 往往会迅速发展。因此，有经验的顾问（或团队）应在 24 小时内对患有严重 DFIs 的患者进行最佳评估。脓性分泌物积聚，特别是在压力下或伴有坏死，需要及时（通常在 24 小时内）减压和引流。尽管骨切除术（优选限制，避免截肢）通常可用于治疗骨髓炎，但通常是软组织感染需要紧急的抗微生物治疗和外科手术干预。

本指南的目的是为糖尿病患者的足部感染的诊断和治疗提供指导。基于所有可用的科学证据，这些都是为了实际应用于临床治疗。

第六章

IWGDF 促进糖尿病患者足部溃疡愈合的干预措施指南解读

第 1 节 指 南 简 介

1. 推荐列表

（1）考虑到疼痛或严重缺血等相对禁忌证，采用锐性清创法优先于其他方法清除糖尿病足溃疡的腐肉、坏死组织和周围胼胝。（推荐强度：强；证据质量：低）

主要根据渗液控制、舒适度和成本选择敷料。（强；低）

（2）不要仅为加速溃疡愈合而使用含有表面抗菌剂的敷料/敷贴。（强；低）

（3）考虑在非感染、神经缺血性糖尿病足溃疡中使用八硫酸蔗糖浸渍敷料，尽管有最佳标准治疗，但难以愈合。（弱；中度）

（4）考虑使用全身高压氧治疗作为非愈合性缺血性糖尿病足溃疡的辅助治疗，尽管有最佳标准治疗。（弱；中等）

（5）我们建议不要将局部氧疗作为糖尿病足溃疡（包括难以愈合的溃疡）的主要或辅助干预措施。（弱；低）

（6）在患有糖尿病和足部术后（手术）伤口的患者中，除了最佳标准治疗之外，考虑使用负压伤口治疗以减小伤口尺寸。（弱；低）

（7）由于负压伤口治疗在愈合非手术糖尿病足溃疡方面并未显示出优势，我们建议不要优先于最佳标准治疗使用负压伤口治疗。（弱；低）

（8）考虑使用胎盘衍生产品作为辅助治疗，除了最佳标准治疗，当后者单独未能缩小伤口时。（弱；低）

（9）我们建议不要使用通过改变伤口生物学来改善伤口愈合的药物，包括：生长因子、自体血小板凝胶、生物工程皮肤产品、臭氧、局部二氧化碳和一氧化氮，优先于最佳标准治疗。（弱；低）

（10）对于难以愈合的非感染性糖尿病足溃疡，除最佳标准治疗外，考虑使用自体白细胞、血小板和纤维蛋白组合作为辅助治疗。（弱，中度）

（11）与最佳护理标准相比，请勿使用通过改变物理环境（包括使用电、磁、超声波和冲击波）对伤口愈合产生影响的药物。（强；低）

（12）请勿使用旨在纠正糖尿病足溃疡患者营养状况的干预措施（包括补充蛋白质、维生素和微量元素，使用促进血管生成的药物进行药物治疗），以改善愈合，优先于最佳标准治疗。（强；低）

第 2 节 指 南 解 读

本次指南更新中增加了以下内容，但是更新内容中存在与国内指南推荐不同：国际指南推荐不要仅为了加速溃疡愈合而使用含有表面抗菌剂的敷料/敷贴。考虑在非感染、神经缺血性糖尿病足溃疡中使用八硫酸蔗糖浸渍敷料，尽管有最佳标准治疗，但难以愈合。建议不要将局部氧疗作为糖尿病足溃疡（包括难以愈合的溃疡）的主要或辅助干预措施。考虑使用胎盘衍生产品作为辅助治疗，除了最佳标准治疗，当后者单独未能缩小伤口时。建议不要使用以下报告的通过改变伤口生物学来改善伤口愈合的药物：生长因子、自体血小板凝胶、生物工程皮肤产品、臭氧、局部二氧化碳和一氧化氮，优先于最佳标准治疗。目前国内研究显示 PRF 富含 VEGF、bFGF、TGF－β1、PDGF－AB、IGFs 和基质蛋白等。各种生长因子在不同阶段发挥不同的作用，形成错综复杂的信号分子调控网络。PDGF 是组织愈合初期关键的生长因子，能促进干细胞、成纤维细胞和软骨细胞等增殖与趋化；TGF－β 能提高成纤维细胞的增殖，促进基质的分泌以及骨基质的沉积；TGF－β 可以抑制破骨细胞形成和骨吸收；VEGF 可促进内皮细胞迁移和有丝分裂，是强有力的血管生成因子。PRF 更具有特色的是纤维蛋白的作用，PRF 通过等边连接方式缓慢形成立体疏松且富有弹性的纤维蛋白凝块，有利于细胞因子的融入，能为细胞的附着、迁移与分化提供场所，且三维立体结构其能在伤口愈合过程中缓慢释放出生长因子和细胞因子，从而延长因子在创口中的作用时间。国际指南推荐对于难以愈合的非感染性糖尿病足溃疡，除最佳标准治疗外，考虑使用自体白细胞、血小板和纤维蛋白组合作为辅助治疗。

该部分指南提供了促进糖尿病患者足部溃疡愈合的干预措施，涉及到不同性质的换药敷料、功能性敷料，同时对于一些特殊的治疗方法如高压氧、局部氧及自体白细胞、血小板辅助治疗等进行了指导推荐，目前该部分指南进一步完善中，正在进一步整理循证医学证据。但是作为骨科医师体会到对于糖尿病足感染患者早期行清创手术，全部去除创面坏死组织，对于张力大的皮肤组织行切口引流，同时对于糖尿病足骨髓炎创面的外科处理包括坏死骨的彻底摘除，或行足趾离断等外科清创手术，但应该避免关节面外露而不利于创面床准备，只有暴露新鲜骨组织创面才有愈合可能。对于糖尿病足患者感染控制后的难愈合创面，可行如皮片移植、皮瓣移植等方法进行创面修复。同时一些特殊方法如蛆虫生物清创，可用于外科手术难以达到的深部创面，或组织分界不清，难于一次完成理想的清创手术。再如应用皮肤牵张闭合器技术治疗糖尿病足创面，可避免因患足血供差带来的创缘坏死问题，缩短了愈合时间。这些内容国际指南未涉及，但是在国内临床研究中证实是促进创面愈合的方法，建议从循证医学角度进一步完善该方面的文献综述。

第七章

IWGDF 糖尿病足溃疡分类指南解读

第1节　指　南　简　介

1. 建议与理论依据

（1）PICO：在活动性糖尿病足溃疡的个体中，在医疗专业人士之间的沟通中应该使用哪种分类系统来优化转诊？

推荐1：对于患有糖尿病和足部溃疡的患者，应使用 SINBAD 系统与卫生专业人员交流溃疡的特征。（推荐强度：强；证据质量：中等）

理论依据：对于所有管理糖尿病足溃疡患者的卫生专业人员使用的分类系统，它应该是快速和简单的应用，并且不需要专科设备。为了对接收专家有用，它应该包含适当的信息，以便对患者进行分类，确保及时审查。这样的分类系统也应被证实具有较高的观察者间的可靠性。

尽管所有糖尿病患者和活动性糖尿病足溃疡（DFU）患者均应尽快转诊至多学科糖尿病足小组，但需要紧急检查的因素包括溃疡大小（面积和深度）、是否存在感染和缺血。因此，用作分类工具的任何分类系统都需要包括这些标准，而不需要需要专门设备的测量（如足趾压力、$TcPO_2$）。

已在外部广泛验证了溃疡愈合和下肢截肢（LEA）发生率的分类系统包括 Meggitt-Wagner、SINBAD、德克萨斯大学和 WIfI。虽然简单易用，但 Meggitt-Wagner 分类不允许识别 PAD 或感染，虽然已验证其对愈合和 LEA 的有效性，但也存在关于其一致性的问题。因此，其作为分流工具的使用受到限制。WIfI 需要使用专业测量的足部灌注指数，尽管它包含大多数关键变量，以便对患有 DFU 的患者进行分类，但其不适用于初级/社区护理。根据深度（0、1、2、3 级）和是否存在感染（阶段 B）、缺血（阶段 C）或两者均存在（阶段 D），德克萨斯大学系统使用二维 4x4 矩阵对 DFU 进行分类。最初的出版物描述了临床体征和症状的组合，加上一个或多个非侵入性标准（经皮血氧测量、踝臂指数或脚趾收缩压）来评估灌注，因此对于医疗保健专业人员之间的沟通不太有用，因为此类设备可能不可用。此外，丧失保护性感觉和大小（面积）不包括在该分类中。

SINBAD 系统将面积、深度、败血症、动脉病变和去神经支配加位点为 0 分或 1 分，创建了一个易于使用的评分系统，最高可达到 6 分，具体如表 7-1 所示。

表 7-1　SINBAD 系统

类别	定义	评分
位置	前足 中足和后足	0 1
缺血	足部血流完整：至少有一个可触及的脉搏 临床证据表明足部血流减少	0 1
神经病变	保护性感觉完整 保护性感觉缺失	0 1
细菌性感染	无 存在	0 1
面积	溃疡 $<1cm^2$ 溃疡 $\geq1cm^2$	0 1
深度	溃疡局限于皮肤和皮下组织 到达肌肉、肌腱或更深部位的溃疡	0 1
可能的总分		6

SINBAD 系统使用简单快捷，仅临床检查之外不需要专科设备，包含了必要的信息，可以由专科团队进行分诊。因此，在此类设备（包括非侵入性灌注测量）不可用的地方（大多数 DFU 发生的地理环境都是这种情况），可使用该分类系统。如果用于医疗保健专业人员之间的沟通，使用个体临床描述符而不仅仅是总分非常重要。该分类已在溃疡愈合和截肢预测中得到验证，呈现良好的结果，并具有良好的

可靠性。因此，认为证据质量为中等。

（2）PICO：在活动性糖尿病足溃疡患者中，评估个体患者的预后时应考虑哪种分类/评分系统？

推荐2：不使用任何现有的分类/评分系统为糖尿病和足部溃疡患者提供个体预后。（强；低）

理论依据：我们从大型临床DFU队列研究中确定了8个与不愈合、截肢和死亡相关的因素：终末期肾衰竭；外周动脉疾病；保护性感觉丧失；面积；深度；部位（前足/后足）；单发/多发性溃疡；感染。没有一个现有的分类系统包括所有这八个因素。

作为一种预后工具，分类系统需要足够复杂以提供个体化的结果预测，但在繁忙的临床服务中快速使用，理想情况下不需要除常规临床护理外的测量。由于DFU中结果较差的主要因素在全球范围内各不相同，因此该分类也需要对拟定使用该分类的人群进行验证。该验证应包括分类系统对溃疡愈合和截肢风险的预测程度。该系统还应具有良好的观察者间和观察者内可靠性，以提供一致的预后结果，并允许监测干预进展。这些系统均不符合这些标准，因此可能需要进一步研究以适当验证现有分类或根据这些标准开发分类/评分系统。

Meggitt-Wagner、PEDIS、SINBAD、SEWSS、德克萨斯大学和WIfI已在外部验证，用于预测队列中的溃疡愈合和LEA，但未达到个体水平。此外，WIfI验证主要在几个大洲的重度肢体缺血患者队列中进行，其中一个队列特定于DFU，另外5篇文献包括>75%的DFU患者。

PEDIS最初是作为用于研究的描述性分类开发的，并非设计用于预后目的。不包括患者因素（终末期肾病），也不包括足溃疡的位置或数量。在两项关于伤口愈合和不愈合、截肢和死亡的研究中，对PEDIS进行了确认。经证实也具有良好的可靠性。尽管如此，它并不是一个评分系统。

Meggitt-Wagner分类很简单，但对其一致性存在顾虑。它不包括保护性感觉丧失、感染和缺血的参考文献，因此，不同国家之间的效用可能不同。提供个体水平的预后信息也过于简单，仅包括2个专家小组已经确定的8个因素。

德克萨斯大学是一个描述性分类，而不是一个评分系统，仅包含专家小组确定的 8 个预后因素中的 3 个。报告可靠性良好。

SINBAD 和 SEWSS 旨在提供预后信息的评分系统。两者均已在多个大洲用于预测伤口愈合和 LEA 发生的外部验证，并且均具有良好的可靠性。两者还包含 6 个专家小组确定的 8 个预后因素。SEWSS 分类是一项复杂且耗时的工作。虽然研究显示了良好的可靠性，但在对 LEA 的 11 个分类评分的比较中，SEWSS 是 ROC 分析中区分愈合和非愈合结局的最低曲线下面积之一。

DFU 结果预测的证据质量较差，不能直接应用于分类系统预测个体患者结局的准确性，导致我们反对使用任何系统预测个体患者结局。

（3）PICO：在活动性糖尿病足溃疡患者中，任何分类/评分系统是否能够帮助在专业领域做出改善愈合和/或降低截肢风险的决策？

推荐 3：在糖尿病和感染性足溃疡患者中，使用 IDSA/IWGDF 感染分类来描述和指导感染管理。（弱；中度）

推荐 4：对于糖尿病患者和足部溃疡患者，在具备适当血管介入专业知识的情况下进行治疗，使用 WIfI 评分辅助决策，以评估灌注和从血运重建中获益的可能性。（弱；中等）

理论依据：仅开发了两个分类系统，提供与临床决策一致的分层：IWGDF/IDSA 和 WIfI。值得注意的是：虽然将 IWGDF/IDSA 纳入 WIfI，但在仅评估感染且设备无法使用 WIfI 的情况下，IWGDF/IDSA 感染分类可单独使用。

IWGDF/ISDA 分类包括糖尿病足感染的四个严重程度级别（表 7-2）。它最初是作为研究目的的 PEDIS 分类的一部分而开发的，并被用作管理的指南，特别是用来确定哪些患者需要入院接受静脉注射抗菌药物。尽管每个级别的组成都很复杂，并且之前的研究仅显示了中等的可靠性，但该标准被广泛使用。鉴于 IWGDF/IDSA 分类的背景，它是住院需求的强预测因子，也是确认大截肢和小截肢风险的评估方法。

表 7-2 IWGDF/IDSA 系统

临床表现	感染严重程度	PEDIS 等级
伤口无化脓或任何炎症表现	未感染	1
存在≥2 种炎症表现（化脓、或红斑、压痛、发热或硬结），但任何蜂窝组织炎/红斑在溃疡周围延伸≤2cm，且感染仅限于皮肤或浅表皮下组织；无其他局部并发症或全身性疾病。	轻	2
全身情况良好且代谢稳定，但具有以下特征之一的患者发生感染（如上所述）：蜂窝织炎延伸>2cm、淋巴管条纹、扩展至浅筋膜下、深部组织脓肿、坏疽以及累及肌肉、肌腱、关节或骨	中	3
全身毒性或代谢不稳定（如发热、寒战、心动过速、低血压、意识模糊、呕吐、白细胞增多、酸中毒、重度高血糖或氮质血症）患者的感染	重	4

两种分类均在多种情况下对各种临床结果进行了确认，结果一致，并提供了适当的可靠性值。所以，证据的质量被认为是强有力的。然而，由于其复杂性和在不同人群和背景下的有限评估，给出的推荐强度较弱。

WIfI（表 7-3）联合使用伤口（基于溃疡深度或坏疽程度）、缺血（基于踝关节压力、脚趾压力或 $TcPO_2$）和足部感染（基于 IWGDF/IDSA 标准）评分，以提供 1 年的截肢风险和 1 年的血运重建受益，两者均分为非常低、低、中度或高度。通过纳入相关的伤口和感染标准，在血运重建决策中提供更全面的伤口概述，这优于单独的灌注压。虽然 WIfI 尚未在 DFU 队列中进行再现性评估，但在 PAD 设置中具有令人印象深刻的再现性。仅在一个队列的活动性 DFU 患者中进行了验证，但在多项验证研究中显示可预测与该临床组相关的结果，如愈合、愈合时间、血运重建需求、LEA、无 LEA 生存率和死亡率。联合截肢风险评估和血运重建获益评估可指导血运重建需求和血运重建时机。

表 7-3 WIfI 系统

伤口		
等级	DFU	坏疽
0	无溃疡	无坏疽
	临床描述：轻微组织损失。可通过简单的足趾截趾（1 或 2 趾）或皮肤覆盖治愈。	

（续）

伤口		
等级	DFU	坏疽
1	小腿远端或足部小的浅溃疡；无骨外露，除非局限于末节趾骨	无坏疽
	临床描述：轻微组织损失。可通过简单的足趾截趾（1或2趾）或皮肤覆盖治愈。	
2	溃疡较深，有骨质、关节或肌腱外露；一般不累及足跟；足跟溃疡较浅，无跟骨受累	坏疽性改变仅限于足趾
	临床描述：多处（≥3）趾截肢或标准经跖骨截肢（TMA）±皮肤覆盖可挽救的严重组织损失。	
3	累及前足和/或中足的广泛、深层溃疡；累及足跟的深层、全层溃疡±跟骨	广泛坏疽累及前足和/或中足；足跟全层坏死，跟骨受累
	临床描述：仅通过复杂的足部重建或非传统TMA（Chopart或Lisfranc）可挽救广泛组织缺损；大面积软组织缺损需要皮瓣覆盖或复杂的伤口处理	

缺血			
等级	踝肱指数	踝部收缩压（mmHg）	趾压、经皮氧分压（mmHg）
0	≥0.80	>100	≥60
1	0.6~0.79	70~100	40~59
2	0.4~0.59	50~70	30~39
3	≤0.39	<50	<30

足部感染	
等级	临床表现
0	不存在感染感染的症状或体征， 定义为至少存在以下2项： • 局部肿胀或硬结 • 溃疡周围>0.5至≤2cm的红斑 • 局部压痛或疼痛 • 局部发热 • 脓性分泌物（粘稠、不透明至白色或血色分泌物）
1	仅累及皮肤和皮下组织的局部感染（未累及深层组织且未出现全身体征，如下所述）。排除皮肤炎症反应的其他原因（如创伤、痛风、急性Charcot神经骨关节病、骨折、血栓形成、静脉淤滞）

（续）

足部感染	
等级	临床表现
2	局部感染（如上所述），红斑 >2cm，或累及比皮肤和皮下组织更深的结构（如脓肿、骨髓炎、脓毒性关节炎、筋膜炎），无全身炎症反应体征（如下所述）
3	具有 SIRS 体征的局部感染（如上所述），表现为以下两种或两种以上： ● 温度 >38℃ 或 <36℃ ● 心率 >90 次/分钟 ● 呼吸频率 >20 次/分钟或 $PaCO_2$ <32mmHg ● 白细胞计数 >12000 或 <4000cu/mm 或 10% 未成熟

注：SIRS = 全身炎症反应征象。

（4）PICO：在活动性糖尿病足溃疡患者中，应考虑采用哪种分类/评分系统进行地区/国家/国际审核，以比较不同机构？

推荐5：使用 SINBAD 系统进行任何地区/国家/国际审核，以比较机构间糖尿病患者和足部溃疡患者的结果。（强；高）

理论依据：在本文件中，"审核"一词是指在某一特定地区或中心管理的所有 DFUs 的特征，以便与参考人口或国家标准的结果进行比较，并且没有提到护理的财务影响。理想情况下，国际上应使用一种分类系统来比较结果。为此，这种分类系统需要准确评估病因谱中的 DFU 严重程度。因此，外周动脉疾病是导致不愈合的主要原因的医疗系统和 LEA 可以与因抗菌药物有限而感染是 LEA 主要原因的医疗系统进行比较。此外，该系统应易于使用，且不需要专门设备，以便从所有医疗环境中的所有患者中常规采集必要的临床数据，涵盖从低到高的资源可用性。目前，SINBAD 是唯一符合所有这些标准的分类系统，而且已经在不同 DFU 人群中被证实具有愈合和 LEA 的作用，并且已经被英国国家糖尿病足部护理审核中使用的超过 20000DFU 的临床医师所接受。由于这些原因，证据的质量较高，推荐强度被认为是强有力的。

2. 注意事项

我们无法推荐任何目前可用的分类/评分系统来提供个体预后，这将指导管理并帮助患者/家庭。未来的研究应该是开发和验证一个简单的可重复的分类系统，用于糖尿病足溃疡患者，他们的肢体指数或他们的溃疡的预后。

目前经验证的系统均不包含作为审核过程一部分确定的所有8个重要预后临床特征。应进行进一步研究，以确定是否通过增加诸如ESRD、单发/多发性溃疡、溃疡部位更详细（如足底/背侧）或肢体缺血的更详细指标来增加分类的复杂性，在不影响可靠性或临床效用的情况下，显著改善系统预测结果的有效性。

我们认为可能永远不会有一个单一的DFU分类系统，因为任何分类的质量标准将在很大程度上取决于其目的和临床环境。

第2节　指　南　解　读

据估计，全球有4.22亿人患有糖尿病，占成人人口的8.5%，并且在低收入和中等收入国家中患病率的增加速度更快。大约四分之一的糖尿病患者在其一生中会发生糖尿病足溃疡（DFU）。发生DFU的风险以及与发生并发症（如住院、下肢截肢（LEA）和死亡）相关的因素可能与患者相关、与肢体相关或与溃疡相关。个别因素对DFU结果的影响将因社区和国家而异。例如，在抗菌药物不容易获得的国家，感染将更强烈地影响结果，而在外周动脉疾病更普遍的国家，缺血将产生更大的影响。值得注意的是，80%的糖尿病患者生活在低收入和中等收入国家，许多诊断工具不容易获得，预计在不久的将来不会如此。

在现有的文献综述中，发现了大量提出的DFU分类和评分系统，这表明没有一种是理想的用于全球人群的常规方法。这可能也反映了分类和评分系统的不同目的：卫生专业人员之间的沟通（独立于临床护理水平），临床预测和治疗指导，以及不同单位和人群之间结果的临床审核。考虑到这一点，可将分类系统定义为一种描述性工具，将患者分组，但不一定将其与不良结局的风险相关联，而评分系统将归类一种量表，通过该量表将系统内因素的贡献合并，以产生整体（通常为数字）评分，评分增加与不良结局的高风险相关。

分类或评分系统的预期用途将影响其内容。设计用于评估糖尿病患者和足部活动性溃疡风险或预后的系统必然需要更详细的信息以提供个性化结果。相比之下，系统旨在比较不同人群的结果，需要尽量减少繁忙的临床医师对额外数据输入的要求，同时纳入影响不同人群结果的因素，如果需要由治疗 DFU 的临床医师采用，则数据采集和处理的负担应更小。用于医疗保健专业人员之间交流的分类最好简单易记且易于使用。本指南的目的是为各种目的提供糖尿病足溃疡分类的使用建议。

该部分代表了在常规临床实践中使用糖尿病足溃疡分类的新指南，并对已发表的指南进行了审查。只考虑用于活动性糖尿病足溃疡的分类系统，不包括可能用于定义未来溃疡风险的分类系统。本指南基于对现有文献的回顾和专家意见，确定了对临床结果贡献最大的 8 个关键因素。分类根据包括的关键因素数量以及内部和外部确认分类预期用途进行分级。

8 个因素与 DFU 结局一致且有意义地相关，理想情况下构成分类系统的基础：

（1）患者因素：终末期肾病；

（2）肢体因素：外周动脉疾病；保护性感觉丧失；

（3）溃疡因素：面积；深度；部位（前足/后足）；数量（单个/多个）；感染。

为了确定证据的质量，进行了综述，并评估了可靠性（即观察者间一致性）研究的存在和数量，以及一项或多项临床结果的内部和外部验证研究。测定了报告结果的一致性和精密度。为了提供更有说服力的建议，分析了证据的质量、分类的复杂性和组成部分、包括的变量数量（对应于该组选择的最相关的 8 个因素）以及分类是否符合其创建者定义的目的。

通过共识，定义了以下 5 种最常见的需要对糖尿病患者足部溃疡进行分类的临床情况：

（1）与医疗保健专业人员沟通糖尿病足溃疡的特征；

（2）评估个体患者糖尿病足溃疡结局的预后；

（3）指导特定临床情况下感染糖尿病足溃疡患者的治疗；

（4）帮助决定糖尿病足溃疡患者是否受益于指肢体指数的血运重建；

（5）支持区域/国家/国际审核，以便进行机构之间的比较。

判定有助于分类评分的关键因素有三种类型：患者相关（终末期肾衰竭）、肢体相关（外周动脉疾病和保护性感觉丧失）和溃疡相关（面积、深度、部位、单发或多发和感染）。针对以下五种临床情况分别考虑了特定系统：①医务人员之间的沟通，②预测单个溃疡的结果，③作为个案临床决策的辅助，④伤口评估，伴/不伴感染和外周动脉疾病（灌注评估和血运重建的潜在受益），⑤审核当地、地区或国家人群的结果。

推荐：①为便于医务人员之间的沟通，使用 SINBAD 系统；②目前尚无用于预测单个溃疡结局的分类；③用于评估感染的美国传染病学会/国际糖尿病足工作组（IDSA/IWGDF）分类；④用于评估灌注和血运重建可能获益的 WIfI（伤口、缺血、足部感染）系统；⑤用于审核人群结果的 SINBAD 分类。

DFU 的分类在日常实践中具有重要意义。它有助于医疗保健专业人员之间的沟通、预后评估和最佳治疗策略的选择，并对不同单位和人群的临床结果进行审核。应根据纳入的变量、有效性和可靠性相关的可用证据、相关的临床结局和目的来决定使用哪种分类。鼓励临床医师使用本指南文件中描述的分类。为此，需要特定的诊断工具，并应使用标准化的定义。

第八章

IWGDF 指南的制定和方法学

第1节 国际糖尿病足工作组指南

2017 年全球糖尿病患病人数为 4.25 亿，预计到 2045 年将上升至 6.29 亿；其中 75% 的人生活在中低收入国家。糖尿病足病是患者遭受重大痛苦和社会代价的来源。糖尿病患者足部问题的发生频率和严重程度因地区而异，主要是由于社会经济条件和足部护理标准的差异。足溃疡是最容易诊断的问题，在高收入国家中的年发生率约为 2% ~ 4%，在低收入国家中可能甚至更高，估计终生患病率为 19% ~ 34%。

足溃疡发生的最重要因素是周围神经病变、运动神经病变相关的足部畸形、足部轻微创伤和外周动脉疾病。这些因素共同作用使患者有皮肤溃疡的危险，使足部容易感染——这是一个紧迫的医学问题。仅有 2/3 的糖尿病足溃疡最终会愈合，高达 28% 可能导致某种形式的下肢截肢。每年有超过 100 万的糖尿患者因糖尿病足病失去至少一部分腿。根据这种情况这转化为预估估计，世界上某个地方每 20 秒就有一条下肢因糖尿病而丧失。

糖尿病足病不仅影响患者的个人健康，也影响了患者的家庭，并对整个医疗系统和社会造成了沉重的经济负担。在低收入国家，治疗复杂性糖尿病足溃疡的费用可相当于 5.7 年的年收入，可能会导致患者及其家庭的财政破产。投资于以证据为基础的、国际上适用的糖尿病足病指南可能是最具成本效益的医疗保健支出形式之一，前提是其以目标为重点并得到适当实施。

1. 国际糖尿病足工作组

国际糖尿病足工作组（IWGDF；www. iwgdfguidelines. org）成立于 1996 年，由几乎所有涉及糖尿病足病患者护理的学科专家组成。IWGDF 旨在预防或至少减少糖尿病足病的不良反应，部分方法是制定并不断更新国际指南，供所有参与糖尿病足护理的医护人员使用。IWGDF 指南工作组负责制定和更新指南。1999 年，IWGDF 发表了其第一版《糖尿病足的国际共识》和《糖尿病足的管理和预防实用指南》。该出版物已翻译成 26 种文字，全球发行了 10 万多本。由于全球不同地区的医疗保健系统和病理学的患病率不同，如有必要，必须根据当地情况采用指南。这些文件已经更新了五次。

2. 从共识到循证指南

最初的指导原则和随后的每一次更新都是由该领域的专家小组以协商一致的方式制定的。自 2007 年以来，通过对文献进行系统综述，为指南提供了信息。IWGDF 编委会对这些指导原则进行了审查和修订，然后发向世界各地的 IWGDF 代表并提出了相关评价，最后达成了一项商定的案文。最后，IWGDF 从世界各地 100 多个国家招募了代表，帮助实施建议的做法。2015 年，我们在现有证据和专家意见的基础上，进一步推进了我们的方法流程，制定了临床实践的分级制度建议（见下文）。

在 2019 年更新的 IWGDF 指南中，编委会邀请国际专家组成 6 个多学科工作组，每个工作组的任务是就以下主题之一制定指南：①预防糖尿病高危人群的足部溃疡；②减压干预措施以治愈糖尿病患者的足部溃疡；③糖尿病足溃疡患者的外周动脉疾病的诊断、预后和管理；④糖尿病患者足部感染的诊断和管理；⑤促进糖尿病患者足部慢性溃疡愈合的干预措施；⑥糖尿病足溃疡的分类。

前 5 章指南是 2015 年指南关于该主题的更新，而 2019 年糖尿病足溃疡分类指南是新的。与早期版本一样，IWGDF 编委会在这 6 个指南章节的基础上编写了题为"糖尿病足病预防和管理实用指南"的文件，旨在简要概述糖尿病足病预防和管理的必要部分。我们建议临床医师和其他医疗保健专业人士阅读关于每个主题的完整指南章节，了解具体和详细的建议和支持它们的理论依据，以及相关的系统综述，以详细讨论证据。

此外，本出版物于 2019 年新增一些内容，提供了对所遵循的 GRADE 方法和建议的撰写以及支持它们理由的更详细的描述。

2019 年，每个工作组首次制定临床问题和相关结果，以指导现有文献的系统综述和建议的撰写。这些临床问题由一个国际独立外部专家小组和 IWGDF 编委会的六名成员共同审查。一旦起草了带有建议的准则，这些准则将送交外部专家审查（详情见下文）。最后，2019 年的新增内容是为糖尿病足病最常用的术语制定了"定义和标准"文件。IWGDF 编委（该刊物的作者）、共计 49 名工作组成员以及来自 40 个国家和 5 个大洲的共计 50 外部专家，参与了 2019 年 IWGDF 指南的制定。

这六个指南及支持它们的系统综述、实用指南、研究进展和方法学文件以及定义和标准文件均免费出版。在线访问文章，www. iwgdfguidelines. org。我们建议卫生保健机构使用这些指南作为制定当地（地区或国家）指南的基础。

第 2 节　2019 年 IWGDF 系统综述和指南使用的方法

本节描述了 IWGDF 编委会为指定的多学科工作组制定糖尿病足病预防和管理指南而设立的各种步骤和方法。其目的是产生高质量的系统综述，以帮助告知每个指南，促进制定的指南之间的一致性，并确保高质量的文件。

在 IWGDF 指南中，我们遵循了 GRADE 方法学，该方法学以 PICO 格式（患者 - 干预 - 比较 - 结果）、可用证据的系统检索和评估为基础，然后制定建议及其依据。我们将描述指南制定过程中的五项关键任务：①临床问题的制定；②相关结果指标的选择；③对现有文献进行系统综述；④撰写临床实践建议；⑤外部审查和反馈。

1. 临床问题的制定

这是为了给循证指南的设置提供重点和结构，按照临床医师或患者关于临床实践中提供给糖尿病足病患者的护理的要求。问题通常涉及诊断或治疗，工作组成员就他们计划解决的临床问题达成共识。

这些临床问题采用"PICO"的格式，缩写词至少包括风险人群（P）（您在研究谁?）、计划干预（I）（您将做什么?）和关注的结果（O）（干预的后果是什么?）。C代表对照或控制，涉及所考虑的干预的主要替代方法，但这并不总是必需或可用的。

IWGDF 编委会和该领域的独立国际外部专家小组审查了每个工作组提出的临床问题，以确保全球相关性。这些专家（每个工作组总共 6 ~ 13 名）由工作组在编辑委员会的指导下选定。根据这些审查进行修订后，临床问题于 2018 年 6 月最终确定。

2. 相关结果指标的选择

每个工作组制定了结果指标，以帮助重点选择系统综述的相关主题。报告这些特定结果的证据。虽然工作组没有验证的核心结果集参考，但他们使用 IWGDF – EWMA 定义的结果集作为指导来定义其结果。每一项结果根据其在决策中的作用分类如下："极其重要"；"重要，但不及其重要"；或"不重要"。工作组获悉，对决策和建议有较大影响的关键成果是最需要处理的问题。

3. 进行系统评价

每个工作组至少对医学文献进行了一次系统性综述，旨在形成循证指南的基础。根据系统综述和荟萃分析（PRISMA）指南的首选报告项目准备每篇系统综述、（www. prisma – statement. org）。每个工作组使用 AMSTAR 工具来检查他们的系统综述（www. amstar. ca/Amstar_ Checklist. php）。系统综述前瞻性登记在 PROSPERO 数据库中，用于系统综述（www. crd. york. ac. uk/prospero/）。用于每篇系统综述的文献数据库为 PubMed（通过 Medline）和 EMBASE（通过 Ovid SP）、Cochrane 数据库或两者兼有。每个工作组为每个数据库设计了一个检索字符串。个别工作组可以咨询医学图书馆员，帮助他们设计搜索字符串。纳入系统综述的研究设计包括荟萃分析、系统综述和随机对照试验。根据使用这些较高水平研究设计发现的论文数量，工作组还可能包括较低水平的设计，例如，非随机对照试验、病例对照研究、队列研究、（对照）研究、中断时间序列、前瞻性和回顾性非对照研究、横断面研究和病例系列。病例报告从系统综述中排除。

3.1 **试验注册**。工作组检索了试验注册处，这些注册可能包含关于已进行但尚未发表的研究的有价值信息。检索的试验注册中心为世界卫生组织国际临床试验注册平台（WHO – ICTRP）（apps. who. int/trialsearch/default. aspx）和 ClinicalTrials. gov 注册（www. clinicaltrials. gov）。使用源自系统综述原始检索字符串的简化检索字符串在这些试验数据库中检索相关研究。

3.2 **验证集**。为确保用于系统综述的检索字符串具有稳健性，在进行文献检索之前，工作组为每篇系统综述创建了约 20 份已知关键出版物的验证集。如果在文献检索中未识别出确认集中的每篇论文，则工作组修改检索字符串。

3.3 **检索日期**。用于对所有系统性综述进行文献检索的时间窗为 2018 年 7 月 1 日至 15 日。如果在检索日期和撰写系统综述之间出现与系统综述和指南高度相关的研究，则可将其纳入，将第二次文献检索的日期设置为 2018 年 9 月 1 日，包括第一次检索日期和 2018 年 9 月 1 日之间的时间段。

3.4 **对检索到的出版物进行评估**。每个工作组的两名成员根据标题和摘要分别对出版物进行独立审查，以根据 4 个标准评估其纳入分析的合格性：人群、研究设计、结果和干预。工作组可自行决定是否计算 Cohen's kappa 值以检验两名审查员之间的一致性。两位评审讨论了关于纳入哪些出版物的任何分歧，并达成了共识。相同的两名评审员根据相同的四项最终资格标准独立评估入选出版物的全文副本。未跟踪纳入文献的参考列表。

为评估可能的发表偏倚或选择性报告结果，工作组评估了 WHO 和 ClinicalTrial. gov 数据库。从这些数据库中识别出的相关试验中，使用这些相关试验的试验注册号，在原始文献检索数据库中检索相关出版物。如果未确定出版物，则联系试验的主要研究者，询问试验状态和任何可能的试验结果。

3.5　**对研究设计和证据等级进行分类**。对于每篇纳入的出版物，我们使用苏格兰学院间分组网络（SIGN）算法对研究设计的有效性问题进行分类（www. sign. ac. uk/assets/study_ design. pdf）。使用。两位研究者依据荷兰 Cochrane 中心（netherlands. cochrane. org/beoordelingsformulieren – enandere – downloads）的评分系统讨论了关于偏倚风险的任何分歧，并达成了共识。

根据每篇出版物的偏倚风险，使用证据等级的 SIGN 分级系统（www. sign. ac. uk/assets/sign_ grading_ system_ 1999_ 2012. pdf）：1 级指随机对照试验，2 级指病例对照、队列、设计前后对照或中断时间序列。每项研究的偏倚风险评分为：++（偏倚风险极低）；+（偏倚风险低）；-（偏倚风险高）。

此外，各工作组可自行决定使用 IWGDF 与 EWMA 合作开发的临床研究报告的 21 项评分系统对具有质量控制研究设计的所有出版物进行评估。将 21 项评分列表中的结果添加到对照研究证据表中的评论框中。

为防止任何利益冲突，评估入选的任何研究的作者之一的审查者未参与该研究出版物的评估、数据提取或讨论。

3.6　**证据质量评级**。根据 PICO 和每个结果对通过系统综述获得的证据质量（QoE）进行评级，即使特定干预有多个结果。证据质量分为高、中、低三个等级。我们放弃了一些人使用的"非常低"的类别。当涉及 1 级研究（RCT）时，QoE 评级的起点为"高"，评级的观察性对照研究（2 级，即队列、病例对照）的起点为"低"。然后，工作组成员可以根据是否存在以下情况降低 QoE：

- 偏倚风险（根据每篇论文的偏倚风险评估进行评分）；

- 结果的不一致性（即，当不同研究的治疗效果估计值差异很大时，可能存在潜在治疗效果的真实差异［即结果的异质性或变异性］）；

- 发表偏倚（可从临床试验检索中获得），如适用。

对于评分为"存在"的这 3 个项目，QoE 评级均降低 1。例如：当纳入研究的偏倚风险较高时，证据质量可从"高"降至"中"。

基于存在较大的效应量或剂量效应关系的证据（仅观察性研究），可提高 QoE。

对于评分为"存在"的这两个项目，QoE 评分均提高 1 分。例如，当效应量较大时，证据质量从"低"提高到"中等"。

在系统综述中识别的许多较早的论文缺乏计算或评估间接或不精密度的数据，这两个其他因素可用于确定 QoE。理想情况下，这些项目有助于全面评估 QoE，但不幸的是，我们无法将其考虑在内。

3.7 **数据提取**。数据提取自具有对照研究设计的每篇入选出版物，并在证据表中进行了总结。该表包括患者和研究特征、干预和对照条件的特征以及主要和次要结局。其中一个由两个人组成的原始团队的评审员提取了数据，而另一个评审员检查了表格的内容和表述。工作组全体成员讨论了证据表中的数据。

每个工作组创建了 PRISMA 流程图，显示了定性分析的论文选择过程，以及详细列出了每篇纳入出版物的偏倚风险的偏倚风险表。

3.8 **结论和证据声明**。最后，工作组针对制定的每个临床问题得出结论。这些是基于现有证据的强度，并制定为证据声明。工作组所有成员都参加了对这些结论的讨论，就结论的内容和拟定达成共识。

3.9 **关于诊断程序的系统评价**。我们从 Brownrigg 等获得了诊断研究系统评价的具体方法，我们要求所有组系统回顾诊断程序的研究和编写指南，以遵循本研究中使用的方法。工作组根据 QUADAS 工具中包含的参数评估纳入研究的方法学质量，QUADAS 工具是专门为诊断准确性研究设计的共识质量评估工具。审查者提取数据并将其录入 QUADAS 数据提取表中，并计算每项研究中每个试验的阳性和阴性似然比。

3.10 **预后的系统评价**。外周动脉疾病预后的系统评价方法与 2016 年该主题的系统评价方法相同。为了评估纳入研究的方法学质量，我们使用了专门为预后研究设计的 QUIPS 工具。为了评估偏倚风险，我们使用了用于预后因素研究的 QUIPS 偏倚风险评估工具。

4. 撰写指南推荐意见

制定临床实践推荐意见，我们将系统综述中评级的证据总体质量与被认为决定推荐意见强度的不同因素相结合。这使得科学证据和日常临床实践建议之间存在联系。

对推荐的强度进行分级。根据 GRADE 我们将推荐强度评分为"强"或"弱"。认为达到该评分的不同因素包括：QoE 评级、期望和不良影响之间的平衡（获益和损害）；患者价值观和偏好；诊断程序或干预的可行性、普遍性和可接受性；以及资源利用（成本）。此外还有其他因素，如专家意见和临床相关性。关于这些因素的更多解释，请参见其他章节。

工作组仔细权衡了所有这些因素，以确定推荐的力度，然后为每项推荐编写了一份理由说明，解释工作组就这些不同因素所讨论的论点。仅在有限程度上，权重是一种定量过程，仅在获得关于损害（如并发症）、患者偏好或成本的文献证据时才能进行。在无法做到这一点的情况下，工作组根据专家意见采用了定性和主观性更强的办法。工作组成员就这些建议的力度达成了共识。

5. 外部审查和反馈

IWGDF 编委会成员多次亲自会面，对每一个指南章节进行全面审查，然后工作组根据这次编辑审查进行了修订。工作组随后将准则送交独立国际外部专家小组进行严格审查。工作组随后根据这些意见对该文件作了进一步修订，随后，IWGDF 编委会对建议进行了最后审查。

6. 结语

随着世界范围内糖尿病的流行，现在比以往任何时候都更迫切需要采取适当的行动，以确保所有糖尿病患者获得高质量的护理，无论其年龄、地理位置、经济或社会地位如何。IWGDF 糖尿病足病预防和管理指南是一个相当独特的过程的结果，20 多年来，这一结果越来越建立在强有力的证据基础上，过程保证了一致性、透明度和独立性。如何帮助预防和优化管理糖尿病足病的证据基础逐渐增加，但如何使用这些数据优化，在不同卫生保健系统、不同资源和不同文化国家的结局仍然是一个挑战。IWGDF 希望看到全球对糖尿病足病认识的提高，旨在刺激这一将全球指南转变为当地指南的过程，从而改善全世界的足部护理。尽管使用这些 IWGDF 指南相关结果改善的发表证据有限，但我们认为，遵循 2019 年 IWGDF 指南的建议将改善糖尿病足部问题的管理，并随后减轻由糖尿病足病引起的全球患者、经济和社会负担。

▶ 附

首都医科大学附属北京世纪坛医院
糖尿病足中心
治疗糖尿病足 MDT 模式介绍

机 构 介 绍

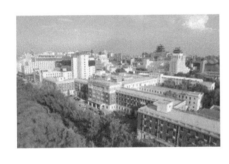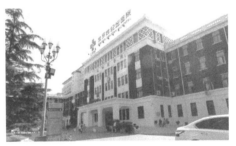

首都医科大学附属北京世纪坛医院（北京铁路总医院），毗邻北京中华世纪坛，原为铁道部北京铁路总医院，创建于1915年，1989年通过全国首批三级甲等医院评审，为北京市属综合医院，是首都医科大学附属医院、首都医科大学肿瘤医学院、北京大学第九临床医学院、北京市中西医结合肿瘤研究所及北京世纪坛医院医联体理事单位。

医院集医疗、教学、科研、预防和保健为一体，占地面积7.28万平方米，建筑面积10余万平方米。设有54个临床科室、8个医技科室，DRG评价学科齐全。编制床位1100张，在职职工约2500人，高级职称专家300余人，硕士、博士和博士后人员700余人，国内资深知名专家近百名。拥有精准定量高端PET – CT、256排

512 层高端能谱 CT，256 层高端 iCT、3.0T 及 1.5T 磁共振成像仪、精准定位医用直线加速器、智能移动机器人 DSA 等大型现代化医疗设备。医院多次承担国际医疗援助、精准扶贫与国内对口援助、大型医疗保障任务，先后荣获"北京市高危孕产妇抢救指定医院""中国日间手术合作联盟会员单位""北京市全项目美容整形主诊医师培训（进修）基地""中国胸痛中心""中国健促会血栓防治示范基地""全国援外医疗工作先进集体""全国百佳医院""双十佳人民满意医院"等称号。

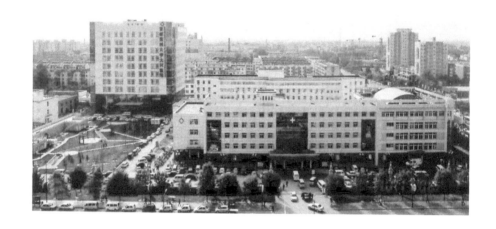

首都医科大学创建于 1956 年，是北京市重点高等院校，是北京市政府、国家卫生健康委员会、教育部共建院校。已故著名泌尿外科专家、两院院士、全国人大常委会副委员长吴阶平教授为首任校长。学校校本部设有 10 个学院、1 个学部、1 个研究中心和 1 所附属卫生学校，学校现有 21 所临床医学院，8 个临床专科学院、专科学系，32 个临床诊疗中心。

学校现有 8 个国家重点学科，2 个国家重点（培育）学科；60 个国家临床重点专科（含中医）；14 个国家中医药管理局重点（培育）学科；4 个北京市一级重点学科，6 个北京市二级重点学科，1 个北京市重点交叉学科，1 个北京地区高等学校学科群。学校临床医学、神经科学与行为学、药理学与毒理学、免疫学、生物学与生物化学、分子生物学与遗传学、社会科学总论 7 个学科进入 ESI 学科全球前 1% 排名，其中，临床医学进入 ESI 学科前 1‰，神经科学与行为学、药理学与毒理学进入全球前 5%。

首都医科大学附属北京世纪坛医院
糖尿病足治疗中心的 MDT 团队

团队以骨科医师为主，但各有专长（团队内可行血管介入手术、骨科重建手术、皮瓣修复手术等），形成了多学科综合治疗模式下的糖尿病足治疗模式。这是一个部门的团队，而不是一个医院的团队，团队以外科综合治疗为主体，内科医师辅助管理，营养

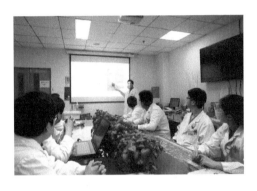

师参与饮食调整，康复技师指导功能锻炼，足病鞋制造师制造功能支具，足病治疗师进行日常护理。所有这些都可以在我们一个部门完成！所以其是一种的治疗糖尿病足新的多学科合作模式。这种模式比科室间的合作更有效率。

中心主任：王江宁

中心外科团队：

陈天贵　负责介入血管外科手术（血管搭桥、支架植入）

高　磊　负责显微外科创面修复（皮瓣修复）

秦新愿　负责创面特殊修复技术（PRF、脂肪移植）

李天博　负责糖尿病足周围神经痛（腰交感神经节毁损术）

王　硕　负责大小范围的截肢、清创

彭　潞　负责内科综合治疗、营养学指导

刘焕宁　负责足病创面护理工作

郑海亮　负责康复锻炼指导及减负功能支具制造；足部三维模型

尹叶锋　于泽洋　刘立华　糖尿病足重症 ICU（呼吸机，CRRT，营养支持）

潘国凤　中医治疗糖尿病足

丁立祥　姚　琦　宋红星　骨科生物力学实验室

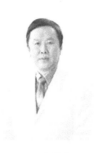

王江宁教授
首都医科大学附属北京世纪坛医院副院长
糖尿病足中心主任

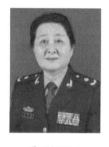 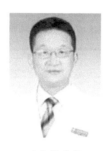 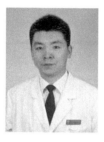 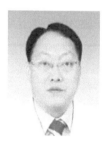

夏照帆院士　　　丁立祥教授　　　姚琦教授　　　宋红星教授
中国工程院院士
　　　　　首都医科大学附属北京世纪坛医院骨科

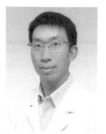 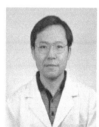 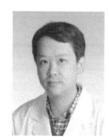 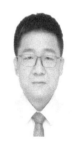 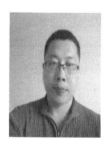

陈天贵　　　　郑海亮　　　　高磊　　　　刘立华　　　　聂鑫
血管外科　　　工程师　　　　骨科　　　　骨科　　　　骨科

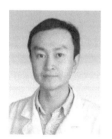 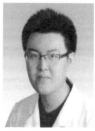 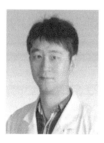 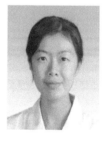 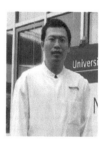

秦新愿　　　　李天博　　　　王硕　　　　彭璐　　　　尹叶锋
骨科　　　　　疼痛科　　　　骨科　　　　内科　　　　骨科

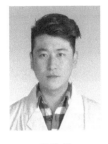
于泽洋
骨科

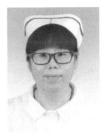
刘焕宁
创面管理

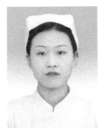
徐海珊
护士

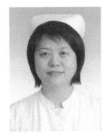
刘建平
护士

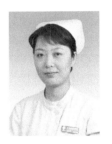
张均平
护士

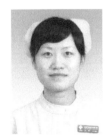
马静
护士

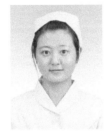
曲佳欢
护士

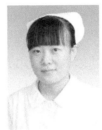
张燕
护士

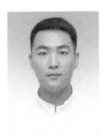
徐成雨
康复师

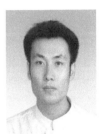
周阔
康复师

团 队 合 作

1. 全身基础治疗（血糖的控制药物等，全身并发症处理，抗菌药物应用）：王江宁、丁立祥、宋红星、姚琦、彭璐

2. 合理膳食，低碳饮食控制血糖：彭璐

3. 外科综合治疗（骨搬移、加压灌注、血管外科介入技术、清创、植皮、皮瓣、死骨去除、腰交感治疗疼痛、VSD 负压技术应用等）：王江宁、陈天贵、高磊、刘立华、秦新愿、李天博、王硕、尹叶锋、于泽洋

4. 其他治疗方式（生物治疗、微氧、臭氧等）：秦新愿、尹叶锋、王硕

5. 下肢减轻负重及肢体康复（支具，糖尿病足鞋，减负鞋垫、肢体的运动康复）：郑海亮

6. 科学适量运动：郑海亮

7. 中医中药；潘国凤

国 内 合 作

1. 首都医科大学附属北京世纪坛医院，31 张床位（糖尿病足）

2. 北京海淀医协医院，60 张床位（糖尿病足）

3. 北京长丰医院，30 张床位（糖尿病足）

4. 河北邢台平安手足医院，78 张床位（糖尿病足）

5. 北京莲花池医院，35 张床位（糖尿病足）

总床位：234 张

王江宁教授及所有员工在以上 5 家医院应用 MDT 模式治疗糖尿病足。

国 际 合 作

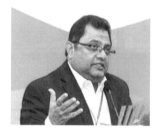

Zulfiqarali G Abbas 教授

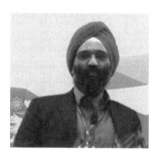

APS Suri 教授

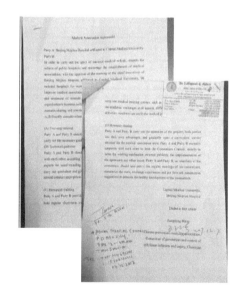

糖尿病足综合治疗

中国糖尿病足现状

中国多中心研究数据显示，50 岁以上糖尿病患者下肢动脉病变比例为 19.5%。单中心研究显示，60 岁以上糖尿病患者下肢动脉病变比例为 35.4%。糖尿病患者 1 年内新溃疡发生率为 8.1%，糖尿病足溃疡患者占 31.6%。

蛆虫生物清创

蛆虫疗法，指利用医用蛆虫帮助清理溃烂伤口，吃掉阻碍伤口复原的坏死组织和细菌的一种自然生物疗法。

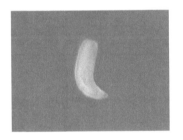 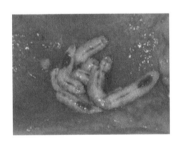

病例 1

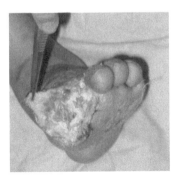 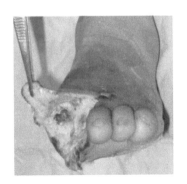

治疗前　　　　　　　　　　　　　　蛆虫生物清创

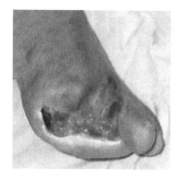
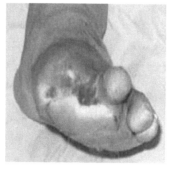
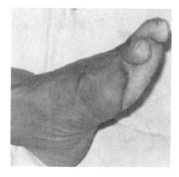

| 治疗 3 天后创面情况 | 治疗 2 周后创面情况 | 治疗 4 周创面愈合 |

病例 2

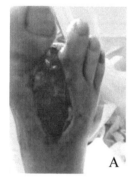
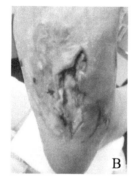
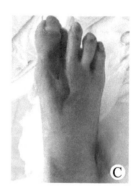
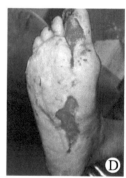

| 治疗前 | 治疗前 | 治疗后 | 治疗后 |

自体脂肪移植疗法

该方法是将自体脂肪组织移植于溃疡创面，由于脂质吸入物形成溃疡周围的物理支架，其可以帮助周围组织充当基质，使新细胞迁移和生长，发生新生血管，并形成肉芽组织。

病例 1

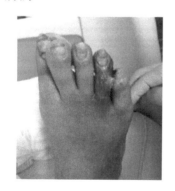
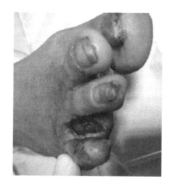
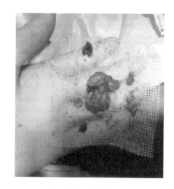

| 右足第 4 趾坏疽 | 趾离断术后形成腔隙 | 取患者自体脂肪 |

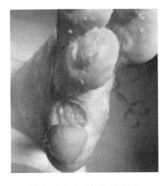

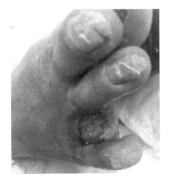

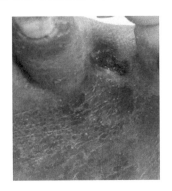

将脂肪组织填塞于腔隙　　　　移植术后 3 天创面情况　　　　移植术后 2 周创面愈合

糖尿病足臭氧疗法

臭氧具有很强的活性，对细菌、真菌、和病毒等致病微生物有极强的杀灭作用。适用于各类慢性伤口溃疡及创伤感染不宜愈合者。糖尿病足及糖尿病患者伤口愈合；褥疮及各类伤口溃疡愈合；瘘口及术后伤口感染愈合；脉管炎溃烂坏疽、淋巴结核化脓、溃疡溃烂等各种皮肤溃烂症；烧伤、烫伤愈合；新皮组织再生及疤痕修复。

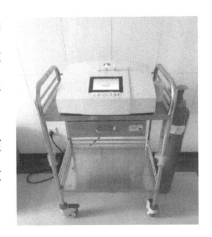

病例

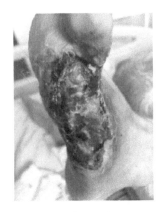

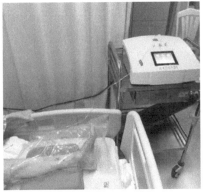

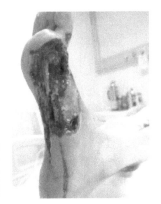

治疗前创面情况　　　　　　　臭氧套袋疗法　　　　　　　治疗后创面情况

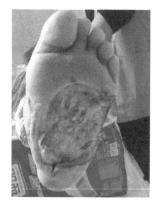 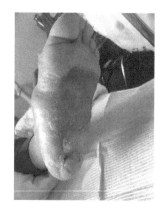

治疗前足底创面情况　　　　　治疗 4 周后创面恢复情况

皮肤牵张闭合器技术

皮肤牵张闭合器是一种可以使创面在减张情况下逐渐闭合的辅助材料，目前已应用于四肢外伤创面、骶尾部褥疮溃疡创面的修复。

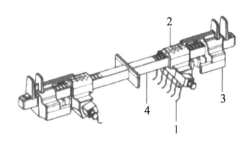

1. 钩针和套杆：钩针的最大直径为 0.8mm，2 个钩针并列为一单位组，可通过套杆并列组装。

2. 钩针卡槽：凹形钩针卡槽可把持并合拢钩针。

3. 类弹簧对合器：张力指示刻度为 0.5、1.5 和 3.0kg 分别对应为低、中和高 3 个张力指示刻度。

4. 拉杆。

病例 1

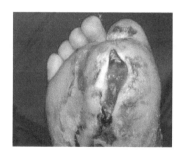 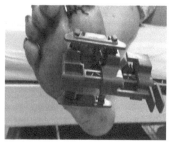 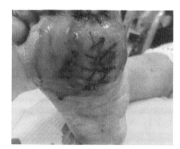

清创后创面　　　　　　　应用 SSD 闭合创面　　　　　　　创面闭合

病例 2

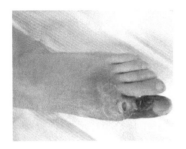

左足第 1 趾坏疽

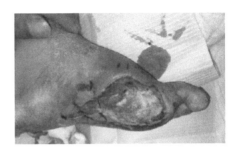

蹰趾离断术后，创面较大不能一期闭合

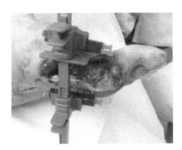

皮肤牵张闭合器安装术后

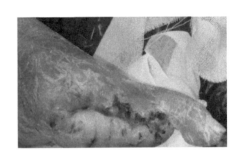

创面完全闭合

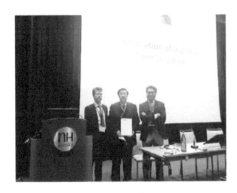

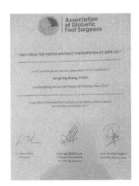

王江宁教授的会议发言《Skin stretching device（SSD）for repair of diabetic foot ulcer》
获得 ADFS 大会一等奖

胫骨横向搬移技术

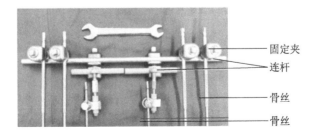

固定夹

连杆

骨丝

骨丝

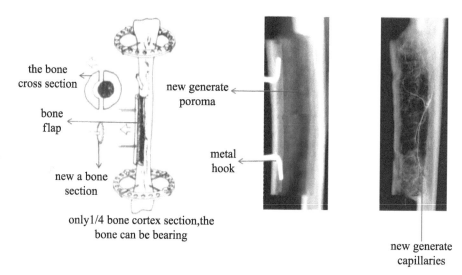

胫骨横向搬移技术的原理

病例

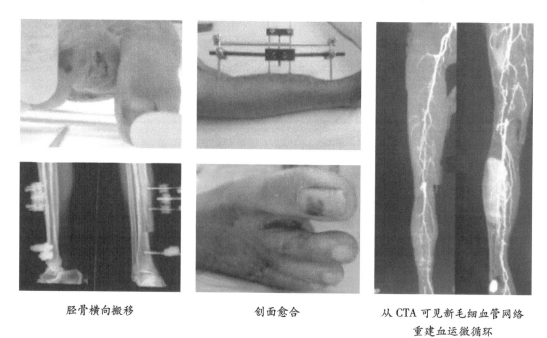

胫骨横向搬移   创面愈合   从 CTA 可见新毛细血管网络
重建血运微循环

体外循环下肢加压灌注技术

断肢生理环境的体外模拟。体外系统包括：①体外循环动力泵（离心泵）：为血液循环提供动力，保证持续的体外血液灌注，降低红细胞的破坏数量；②膜肺：起到部分心肺替代作用，维持肢体组织氧合作用；③血滤装置：滤过体外循环血液中的炎症介质及代谢废物，净化血液；④无菌工作台：提供无菌环境；⑤肝素泵：持续向循环中泵入肝素防止血液凝固；⑥血流压力传感器：监测循环中的灌注压力，保证体外循环合适的灌注压；⑦温控装置：调控体外循环灌注液的温度。

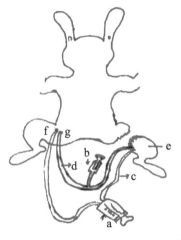

注：动物试验。a：压力泵；b：肝素泵；c：插入断肢股动脉的硅胶管；d：插入断肢股静脉的硅胶管；e：断肢；f：健侧股动脉；g：健侧股静脉

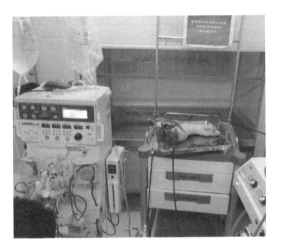

猪肢体的寄养与保存实验

病例

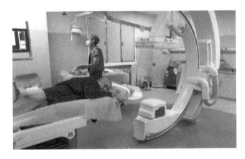

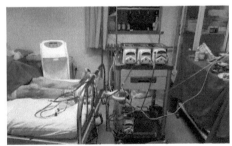

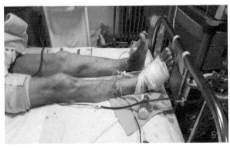

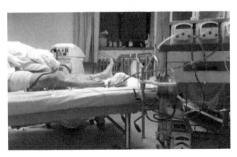

体外循环机动脉加压，扩充软组织内血管的侧肢循环，改善糖尿病足血供

血管外科介入治疗

病例

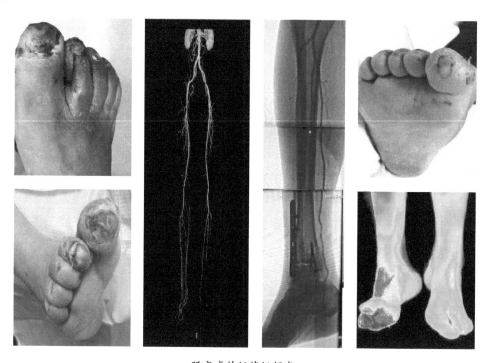

腰交感神经节毁损术

腰交感神经节毁损术（CLS）在改善动脉灌注和缓解静息痛方面有显著效果。在糖尿病下肢，CLS 可降低因坏疽和严重静息痛导致的糖尿病足截肢率。

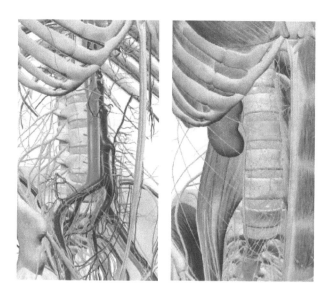

病例

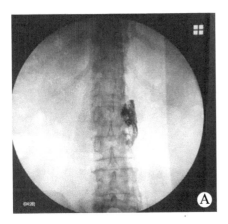

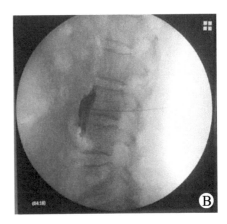

冠状面上显示右腰交感神经节　　　　在矢状面上显示腰交感神经节
毁损术穿刺针位置　　　　　　　　　毁损术穿刺针位置

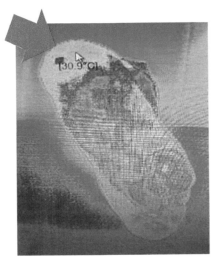

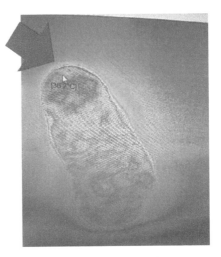

体温图显示术前足部皮肤温度为 30.9℃，术后 1 天（右图），体温上升 5.3℃

夏科氏足外固定架矫正

采用外固定架矫正糖尿病足畸形，可使足部同时获得足够的加压，同时加速溃疡愈合，改善足底应力点，避免溃疡再次发生。

病例 1

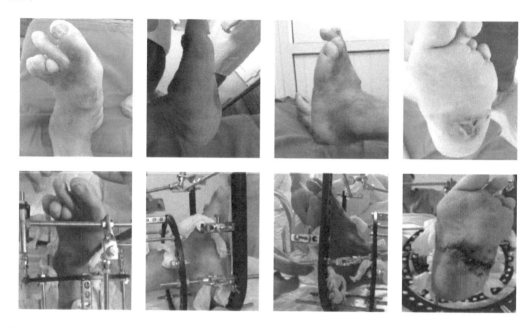

病例 2

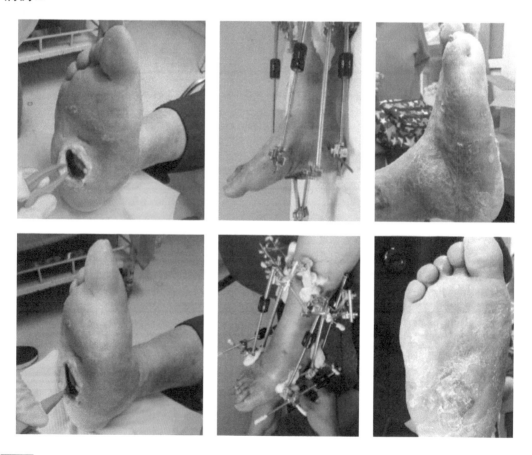

减压与矫形支架

糖尿病足患者，由于足部感染，多次小截肢，最终只保留足跟，伤口愈合但行走功能障碍，最终设计矫形支具，患者配戴后即可行走。

病例

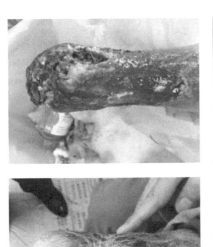
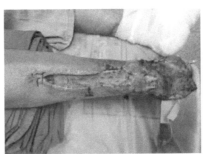
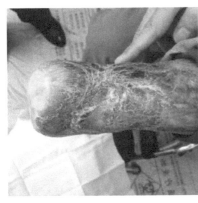
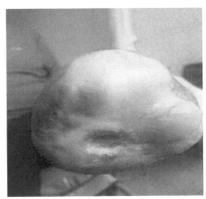
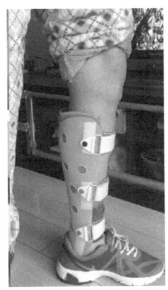
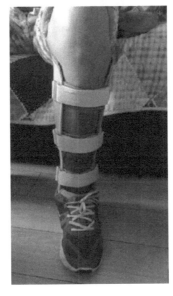
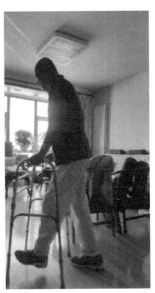

骨 科 实 验 室

研究方向：生物力学、步态分析、矫形学发展、计算与仿真。

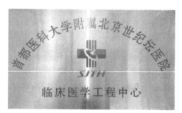 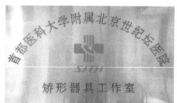

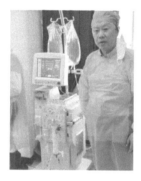 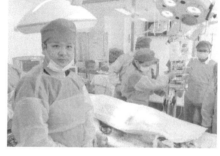

CRRT 实验室   Ecom 实验室

临床医学工程中心

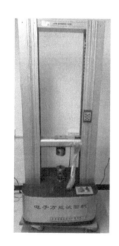 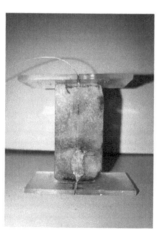 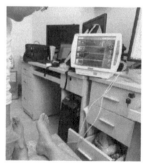

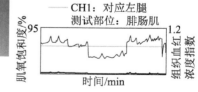

基于光纤传感器的正位生物力学

- 其他研究：组织氧饱和度

矫形支具研究

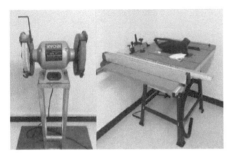
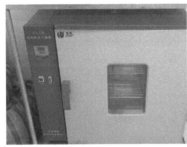
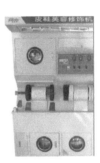

矫形鞋的设计和修改

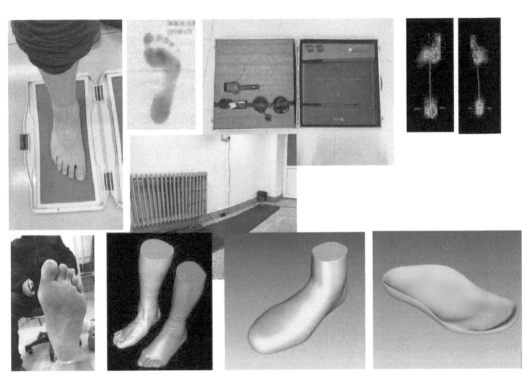

足底压力测量

营 养 研 究

1. 营养指导。目的是达到或保持理想体重，满足不同条件下的营养需求。

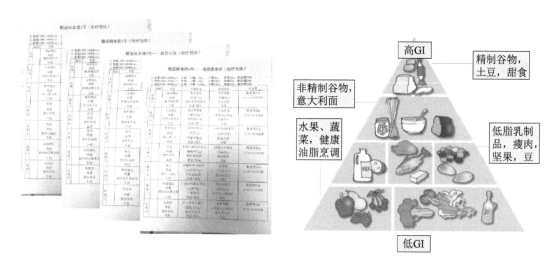

2. 低碳饮食。

（1）低碳饮食的原则。早在 1797 年，就有人看到了糖尿病的本质。苏格兰军队外科医师约翰·罗洛撰写了《糖尿病病例》一书。

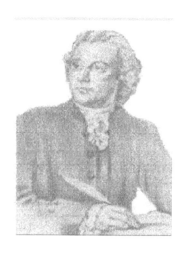
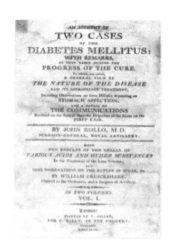

（2）低碳饮食与糖尿病足患者。①对恢复期的患者更有益。②对肥胖糖尿病足患者更好。③适用于感染消退后。④服用 SGLT2 抑制剂的患者谨慎使用。⑤CKD/DKD 患者禁用。

（3）低碳饮食应用中应注意的几个问题。①每天监测体重，注意称重的标准化。②每天早上尿酮体状况。③人体成分分析每周 1 次：观察体脂、体脂率、肌肉和内脏脂肪面积的动态变化。④应每月使用 1 次生化试剂盒，监测肝肾功能变化。

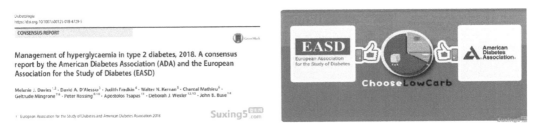

低碳饮食对糖尿病的影响

重症糖尿病足患者的治疗

糖尿病足中心重症监护病房（DFICU）

严重糖尿病足患者有低蛋白血症，骨关节炎（骨髓炎和化脓性关节炎），菌血症和败血症，继发于全身感染，导致败血症休克，患者伴有心力衰竭，呼吸衰竭等器官衰竭，此时需要进入 ICU 进行抢救治疗。

在中国，患有糖尿病足的重症患者，不愿意进入常规 ICU 救治，通常会被送到临终关怀服务中心度过余生。对于这些患者，迫切需要建立 DF‑ICU。

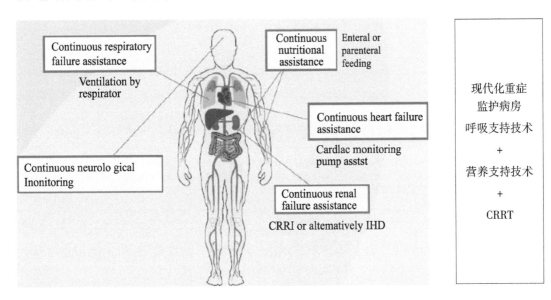

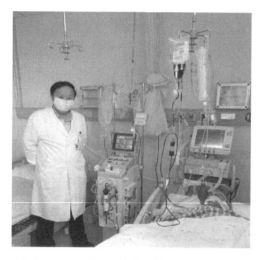

DFICU 中的 CRRT、呼吸和营养支持（左侧为王江宁教授）

血 糖 控 制

血糖监测是周期性的，缺乏连续性。其只检测某一时间点的血糖，缺乏动态评估和全面评估的数据支持。如果进行动态血糖监测，则可以防止 Somogyi 和 DMDP 现象。

实时血葡萄糖检查，可查看血糖在连续一段时间的变化，通过跟踪食物变化、胰岛素使用、锻炼和其他事件来评估糖尿病患者的血糖控制情况。

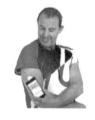
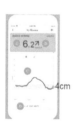
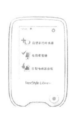
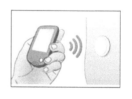
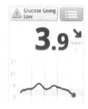

实时血糖检测

MDT 模式治疗夏科氏足

1. 病例摘要

主诉：右足破溃不愈合 2 年余。现病史：2 年前无明显诱因出现右足破溃，在某三甲医院治疗数月后仍未愈合，遂来我院就诊。既往史：糖尿病 16 年，规律皮下注射胰岛素治疗，空腹血糖控制于 10.0mmol/L 左右，餐后 2 小时控制于 13mmol/L 左右。

2. 专科查体

右足较健侧皮温升高并伴有局部红斑和水肿，足弓塌陷；右足第 5 跖趾关节外侧可见长约 1.5 cm 横行创口，外踝后下方处可见 0.8 cm×1.0 cm 窦道，足跟底部外侧可见 4.0 cm 横行创口，三处创口均可探及骨质，伴少量淡红色血性渗出，周围无明显压痛，足背动脉搏动良好，踝关节及各趾屈伸活动受限。

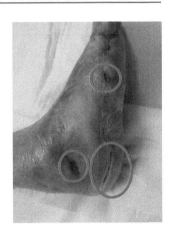

3. 血糖控制

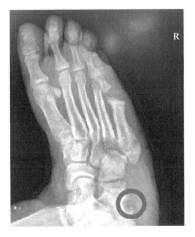

4. 影像学检查

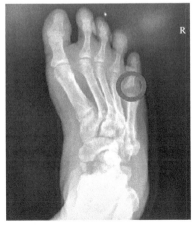

右足 X 线检查：右足第 5 跖骨及跟骨骨质破坏，周边可见骨膜反应，跖—趾关节损毁、短缩，周围软组织肿胀

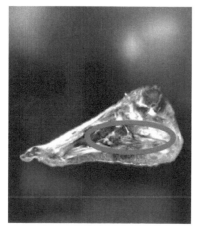
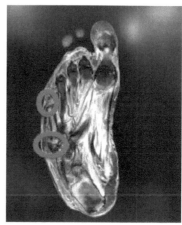

右足 MRI 成像：右足第 5 跖趾关节及距骨基底部多发骨皮质连续性
中断，局部对位不佳，跟骨跖面骨质局限缺损，
右骰状骨及距骨见小斑片状长 T2 异常信号

5. 手术过程

离断第 5 足趾；完整切除第 5 跖骨，部分骰骨及跟骨；缝合部分创面；外固定
架固定

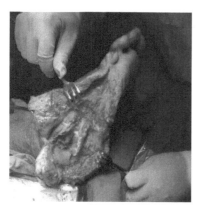
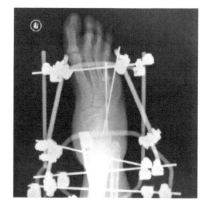

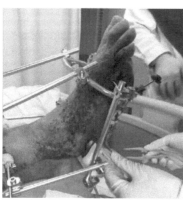
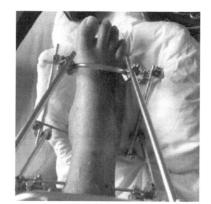

6. 治疗效果

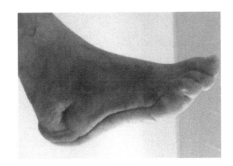

7. 配戴减压鞋垫和矫形鞋

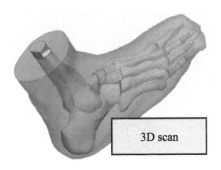

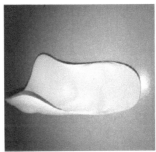

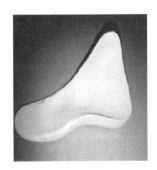

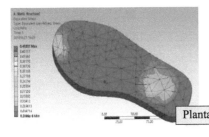

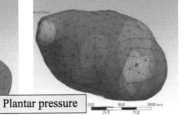

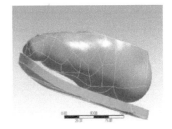

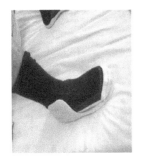

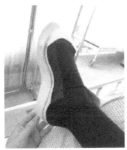

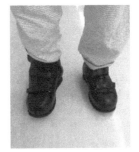

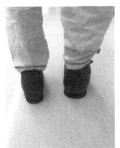

国 际 交 流

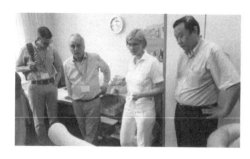

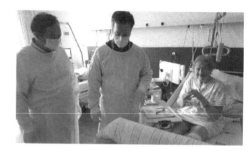

王江宁教授参观德国赖讷 Mathias 医院

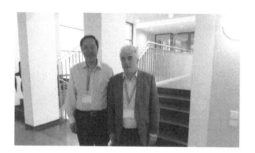

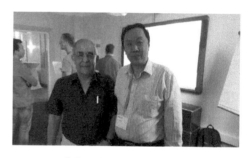

王江宁教授和 Maximillian Spraul 教授　　　　王江宁教授与 Benyoucef Farid 医师

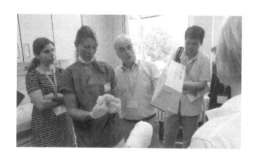

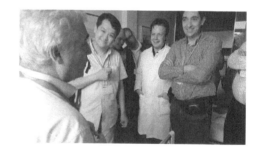

高磊医师参观德国赖讷 Mathias 医院

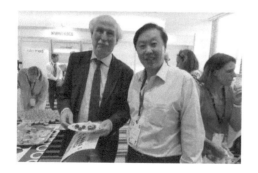

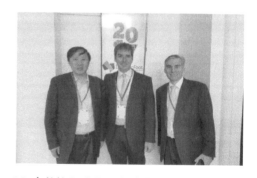

王江宁教授与 Nicolas Schaper 教授　　　　王江宁教授 Paul Wraight 教授和 Sharif Sethi 教授

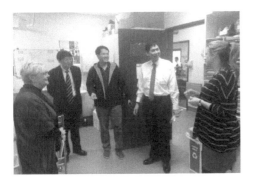

王江宁教授参观阿尔弗雷德皇家王子医院

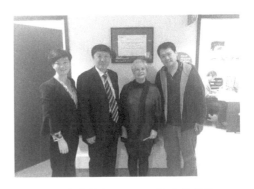

王江宁教授与 Margaret McGill 教授

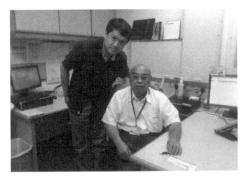

高磊医师与新加坡国立大学附属医院 Aziz Nather 教授

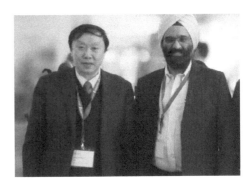

王江宁教授与印度足病师协会主席 A P S SUR

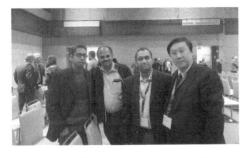

王江宁教授与 Lawrence B. Colen 教授

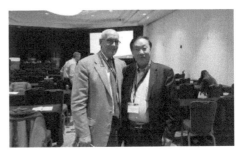

王江宁教授与印度糖尿病足协会成员

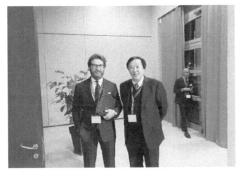

王江宁教授与 ADFS 主席
Luca Dalla Paola 教授

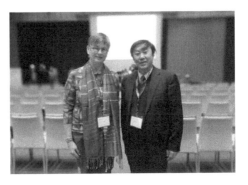

王江宁教授与世界 D – Foot 主席
Kristien Van Acker

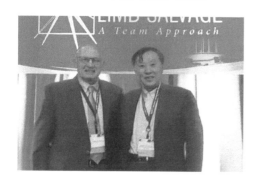

王江宁教授与世界保肢协会主席
Christopher E. Attinger 教授

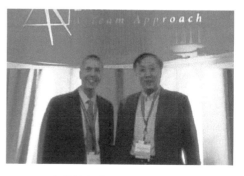

王江宁教授与美国 DLS 会议执行主席
John S. Steinberg 教授

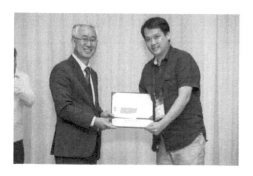

高磊医师在 ADLS 会议获得奖励

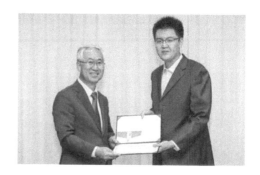

李天博医师在 ADLS 会议获得奖励

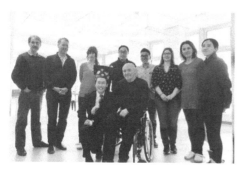

尹叶锋博士在德国海德堡大学获得博士学位

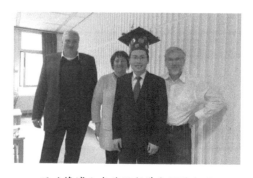

尹叶锋博士在德国留学期间进行了
糖尿病足治疗的相关基础研究

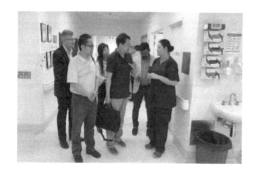

科室团队参观了悉尼的 Nepean 医院

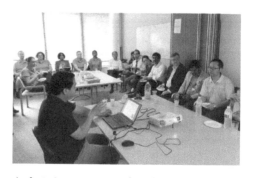

与悉尼的 Nepean 医院外系科室进行学术交流

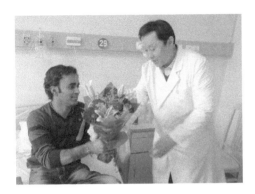

国际患者

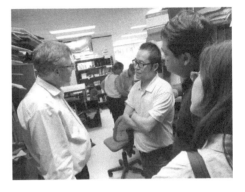

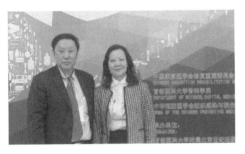

王江宁教授与中国香港糖尿病足专家
叶永玉教授

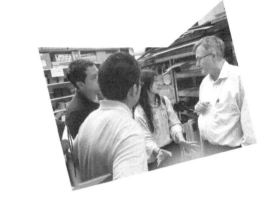

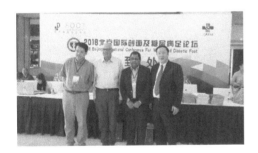

王江宁教授与 Christopher E. Attinger 教授

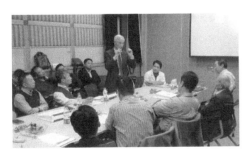

VSD 技术发明人 Wim 教授来我院授课

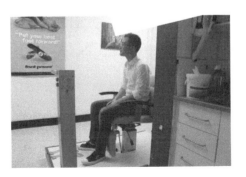

举 办 会 议

2015 全国糖尿病足综合治疗学术研讨会暨

2015 北京手足修复与重建研讨会

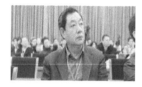 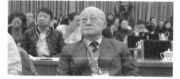 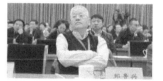

付小兵院士　　　　　　盛志勇院士　　　　　　邱贵兴院士

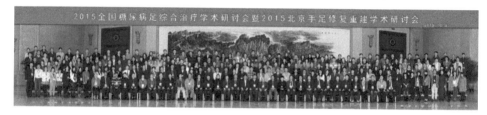

2016 北京国际创面与糖尿病足论坛

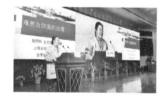 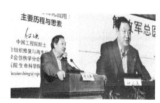 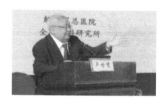

夏照帆院士　　　　　　付小兵院士　　　　　　卢士璧院士

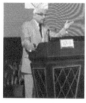 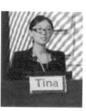 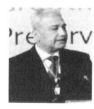 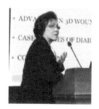

RAJGOPAL MANI　　Tina 教授　　Nashat Ali　　NG MOOI ENG　　Sadanori Akita
教授　　　　　　　　　　　　　Ghandoura 教授　　教授　　　　　　教授

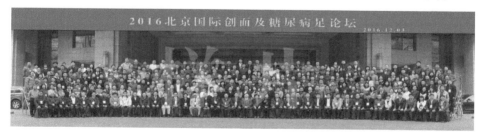

2017 北京国际创面与糖尿病足论

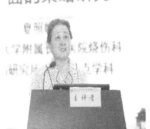

夏照帆院士

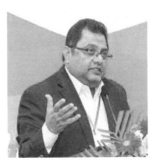

Zulfiqarali G Abbas 教授

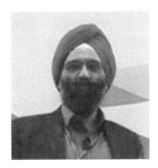

APS Suri 医师

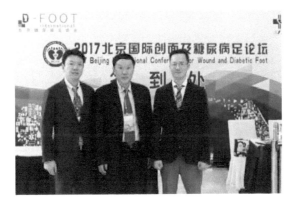

HAYASHIDA Kenji 医师（左）和 Hayashida Kenji 医师（右）与王江宁教授合影

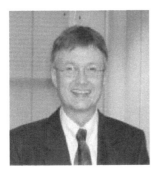

Mikkel Dalgaard Heuer 教授

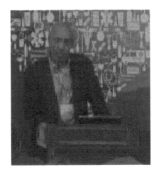

Ado Tesfaye Aligaz 教授

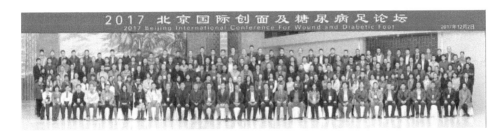

2018 北京国际创面与糖尿病足论坛

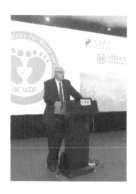
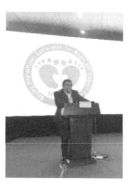
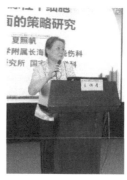
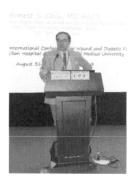

Christopher E. Attinger
教授

Zulfiqarali G Abbas
教授

夏照帆院士

ERNEST SAI – YUN
CHIU 教授

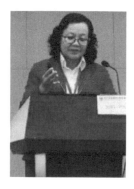
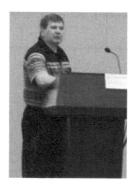
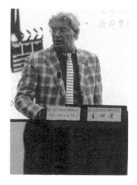

WING YUK IP 教授

Donald Iain Scott

Kok van der Meij

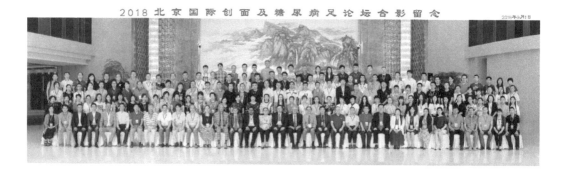

团 队 著 作

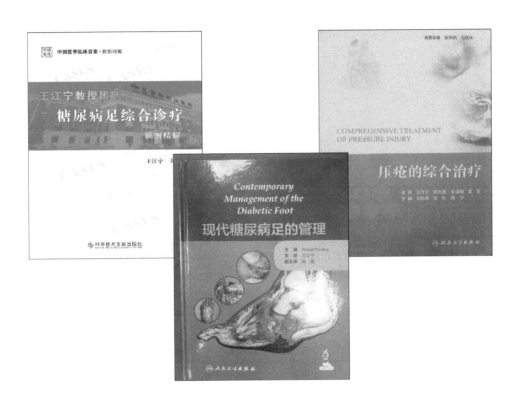

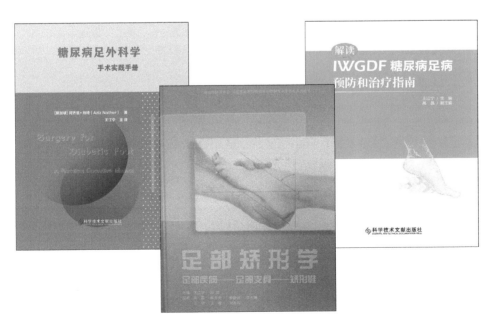

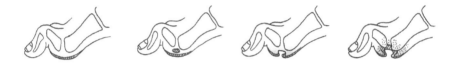

彩插 1　反复或过度机械应力导致溃疡发生的机制

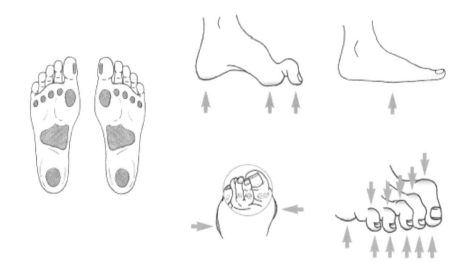

彩插 2　溃疡风险最高的足部区域